Anjali Kumari
Prabhat Kumar Singh

Imagiologia da articulação temporomandibular

Anjali Kumari
Prabhat Kumar Singh

Imagiologia da articulação temporomandibular

ScienciaScripts

Imprint

Any brand names and product names mentioned in this book are subject to trademark, brand or patent protection and are trademarks or registered trademarks of their respective holders. The use of brand names, product names, common names, trade names, product descriptions etc. even without a particular marking in this work is in no way to be construed to mean that such names may be regarded as unrestricted in respect of trademark and brand protection legislation and could thus be used by anyone.

Cover image: www.ingimage.com

This book is a translation from the original published under ISBN 978-620-2-07885-6.

Publisher:
Sciencia Scripts
is a trademark of
Dodo Books Indian Ocean Ltd. and OmniScriptum S.R.L publishing group

120 High Road, East Finchley, London, N2 9ED, United Kingdom
Str. Armeneasca 28/1, office 1, Chisinau MD-2012, Republic of Moldova, Europe
Printed at: see last page
ISBN: 978-620-7-94723-2

ÍNDICE

1 INTRODUÇÃO

A articulação temporomandibular é uma articulação sinovial formada pelo côndilo da mandíbula e a fossa glenoide (mandibular) e a eminência articular do osso temporal na base do crânio. Distingue-se das outras articulações do corpo pelo facto de ter as propriedades de uma dobradiça e de uma articulação deslizante, razão pela qual é também designada por articulação gengivo-arteróide.[1,2]

As anomalias da articulação temporomandibular afectam entre 5% e 12% da população. O diagnóstico correto das anomalias precoces da ATM é de importância vital, uma vez que podem conduzir a perturbações da ATM.[2]

As doenças da articulação temporomandibular são um conjunto de alterações funcionais e patológicas que afectam não só a articulação temporomandibular, mas também os músculos mastigatórios e, em última análise, todas as outras partes do sistema estomatognático.[3]

Apesar de anos de extensa investigação básica e clínica, os médicos continuam a enfrentar dificuldades consideráveis no tratamento de muitas destas perturbações da ATM. Em grande medida, estas dificuldades estão relacionadas com a falta de um diagnóstico exato.[4, 5]

A imagiologia da articulação temporomandibular permite ao médico avaliar a integridade e as relações da articulação temporomandibular e dos componentes ósseos, confirmar a extensão ou a progressão da doença articular e avaliar o prognóstico. Os achados imagiológicos são depois correlacionados com a história e os achados clínicos do doente para se chegar a um diagnóstico e plano de tratamento precisos.[6]

Os vários meios de diagnóstico das perturbações temporomandibulares são os seguintes Técnicas de imagiologia, que incluem a radiografia simples e panorâmica, a radiografia convencional e a radiografia de varrimento.

tomografia computorizada (TAC), artrografia, ressonância magnética (RM) e radionuclídeos, outros exames de eletrodiagnóstico, tais como rastreadores de mandíbulas, eletromiografia, termografia, ultra-sons para avaliação do ruído articular e análise de vibrações.[7]

A escolha da técnica de imagiologia depende do problema clínico específico, da natureza dos tecidos duros ou moles a visualizar, da dose de radiação, do custo, da disponibilidade da técnica de imagiologia e da quantidade de informação de diagnóstico fornecida pela técnica.[8] A imagiologia da articulação temporomandibular é tecnicamente difícil devido à posição da articulação em relação a outras estruturas anatómicas complexas e radiologicamente densas no crânio.[4] A anatomia e a função da ATM são as áreas de investigação mais intensamente debatidas na radiografia dentária. Esta tese tenta descrever todas as técnicas imagiológicas de rotina e avançadas utilizadas no diagnóstico de vários distúrbios da ATM.[7]

O diagnóstico por imagem da articulação temporomandibular é necessário para complementar as informações obtidas no exame clínico. O objetivo da imagiologia da ATM é

Avaliar a integridade e a relação dos tecidos duros e moles Confirmar a extensão ou a fase de progressão de uma doença conhecida Avaliar o efeito do tratamento.[9]

2 ANATOMIA DA ARTICULAÇÃO TEMPOROMANDIBULAR

A anatomia da ATM pode ser melhor compreendida se considerarmos as estruturas ósseas, os tecidos moles e a anatomia funcional separadamente, conforme descrito por Murphy. É essencial um conhecimento profundo da anatomia radiográfica e da morfologia da ATM para assegurar que uma variante normal não é confundida com uma anomalia.[9]

Articulação temporomandibular

[11] A articulação da ATM é classificada como uma articulação ginglymodiarthrodial, pois é uma articulação capaz de realizar movimentos de dobradiça (ginglymos) e movimentos de deslizamento, estando os componentes ósseos fechados e ligados por uma cápsula fibrosa. A articulação é formada pelo côndilo mandibular, que constitui a parte inferior da articulação e ocupa uma cavidade no osso temporal (a fossa mandibular ou glenoide).[10]

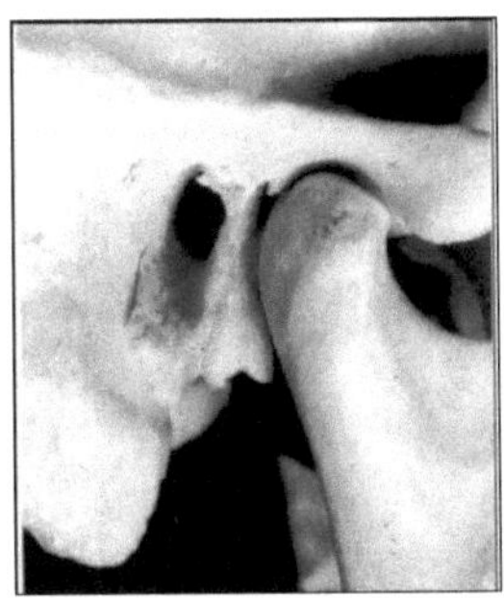

Fig1: Os componentes ósseos da articulação vistos de lado.

Condyle

O côndilo é uma estrutura óssea elipsoide ligada ao ramo mandibular por um colo estreito. O côndilo tem aproximadamente 15 a 20 mm de comprimento mediolateral e 8 a 10 mm de espessura anteroposterior. A forma do côndilo varia consideravelmente; o aspeto superior pode ser achatado, arredondado ou nitidamente convexo, enquanto o contorno mediolateral é geralmente ligeiramente convexo.[9]

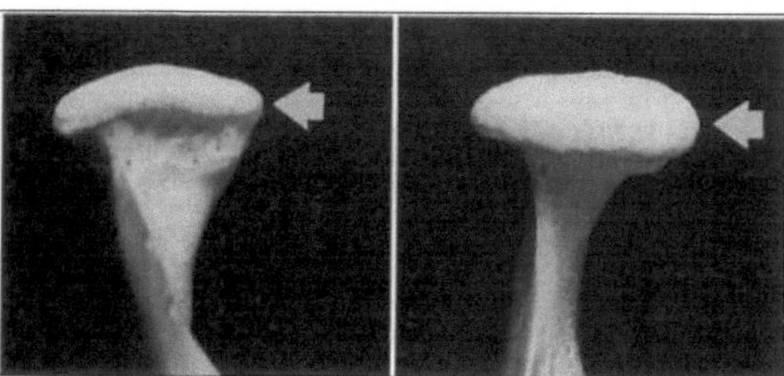

<u>Fig2: Côndilo mandibular. O pólo medial (seta) está à direita em todos os casos.</u>
<u>A, aspeto anterior. B, aspeto superior (branco e faraó).</u>

Estas variações na forma dificultam a interpretação radiográfica, razão pela qual é tão importante compreender a anatomia normal. Os aspectos extremos do côndilo são chamados de pólos medial e lateral.[9,11] Existem cinco tipos de forma do côndilo (A) plana, (B) redonda, (C) angular, (D) convexa e (E) côncava.

O eixo longo do côndilo é ligeiramente rodado no colo condilar, de modo que o pólo medial é inclinado posteriormente, formando um ângulo de 15 a 33 graus com o plano sagital. Os dois eixos condilares cruzam-se geralmente perto do bordo anterior do forame magno na projeção submento-vertical.[9]

A maioria dos côndilos tem uma crista pronunciada que corre mediolateralmente na superfície anterior, marcando o limite anteroinferior da zona de articulação. Esta crista é o limite superior da fóvea pterigoide, uma pequena depressão na superfície anterior, na junção do côndilo com o colo. É o local de fixação da cabeça superior do músculo pterigoide lateral e não deve ser confundida com um osteófito (esporão), que indica uma doença degenerativa da articulação.[12]

Embora os componentes mandibular e temporal da ATM estejam calcificados a partir dos 6 meses de idade, a calcificação completa das margens corticais não é alcançada antes dos 20 anos de idade.[13]

Consequentemente, as radiografias dos côndilos em crianças podem mostrar pouca ou nenhuma evidência de uma borda cortical. Na ausência de doença, as margens corticais nos adultos são visíveis na radiografia. Uma camada de fibrocartilagem cobre o côndilo, mas não é visível na radiografia.[9]

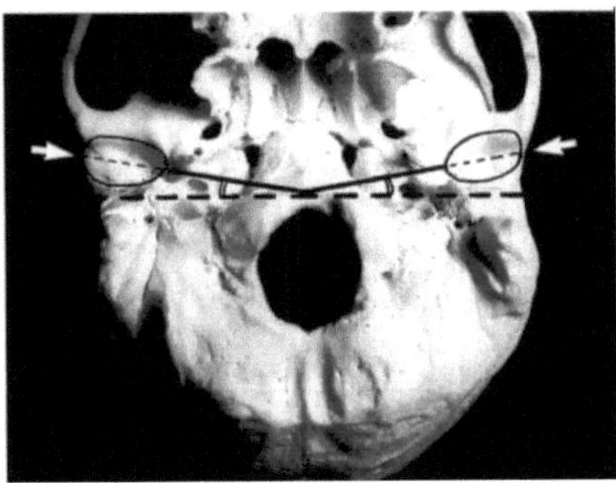

Fig3: Os componentes ósseos da articulação vistos de lado. A base do crânio vista de baixo. As fossas glenóides (com setas) e a sua angulação em relação ao plano coronal foram desenhadas (Eric whaites).

Fossa mandibular

A fossa mandibular está localizada na parte inferior da parte escamosa do osso temporal e é composta pela fossa glenoide e pela eminência articular do osso temporal, que é por vezes descrita como o componente temporal da articulação temporomandibular.[14]

A fossa articular e a eminência desenvolvem-se durante os primeiros três anos de vida e atingem uma forma madura por volta dos quatro anos de idade. Todos os aspectos do componente temporal da ATM podem ser pneumatizados usando pequenas células de ar derivadas do complexo de células de ar da mastoide. A pneumatização da eminência articular é observada radiograficamente em aproximadamente 2% dos pacientes. Assim como o côndilo, a fossa mandibular é coberta por uma fina camada de fibrocartilagem9.

A eminência articular constitui o limite anterior da fossa glenoide e tem uma forma convexa. O seu aspeto mais inferior é designado por ápice da eminência. Numa ATM normal, o teto da fossa, a vertente posterior da eminência articular e a própria eminência formam um S no plano sagital.[9, 11]

O aspeto mais lateral da eminência é constituído por uma protuberância, denominada tubérculo articular, que é uma fixação ligamentar. A fissura escamotímica, com o seu prolongamento medial, e a fissura petrotimpânica formam o limite posterior da fossa. A parte medial do teto da fossa é formada por uma pequena parte do assoalho da fossa craniana média, onde apenas uma fina camada de osso cortical separa a cavidade articular do espaço subdural intracraniano.9 o limite medial é formado pela espinha do esfenoide. A profundidade da fossa mandibular varia e o desenvolvimento da eminência articular, que forma o limite anterior, depende do estímulo funcional do côndilo. Por exemplo, a fossa mandibular é plana e pouco desenvolvida em pacientes com micrognatia ou agenesia condilar.[9, 11, 12]

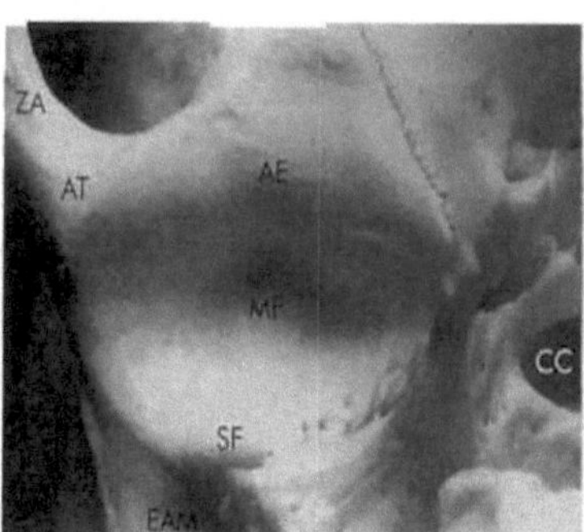

Fig4: Vista basal do crânio mostrando a fossa mandibular (branco e faraó)

Disco interarticular

O disco intra-articular (menisco), composto por tecido conjuntivo fibroso, está localizado entre a cabeça do côndilo e a fossa mandibular. O disco divide a cavidade articular em dois compartimentos, o espaço articular inferior (mais pequeno) e o espaço articular superior (maior), que se situam abaixo e acima do disco, respetivamente.[9, 12]

O volume passivo do compartimento superior é estimado em 1,2 ml e o do compartimento inferior em 0,9 ml. Um disco normal tem uma forma bicôncava com uma banda anterior espessa, uma banda posterior mais espessa e uma parte medial fina. O disco é também mais espesso medialmente do que lateralmente. Os bordos medial e lateral do disco fundem-se com a cápsula da articulação temporomandibular.[14]

A parte central fina actua normalmente como uma almofada articular entre o côndilo e a eminência articular. Pensa-se que a banda anterior está ligada à cabeça superior do músculo pterigoide lateral, enquanto a banda posterior está ligada aos tecidos retrodiscais posteriores (também conhecida como fixação posterior).[9, 11]

A junção entre a banda posterior e a inserção posterior encontra-se normalmente a 10 graus da vertical acima da cabeça do côndilo. O disco e a inserção posterior são coletivamente referidos como o componente de tecido mole da ATM. Durante a abertura mandibular, à medida que o côndilo se move para baixo e para a frente, o disco também se move para a frente e roda, de modo a que a sua fina porção central permaneça entre as convexidades de articulação da cabeça do côndilo e da eminência articular.[9, 11, 14]

Lateralmente e medialmente, o disco intra-articular liga-se aos pólos condilares, ajudando a assegurar o movimento passivo do disco com o côndilo, de modo que o côndilo e o disco se transladam juntos para a frente até ao topo da eminência articular. Quando a mandíbula se abre, o côndilo também gira contra a superfície inferior do disco no espaço articular inferior. Quando a mandíbula se fecha, este processo é invertido, com o disco a regressar com o côndilo à fossa mandibular.[9, 11]

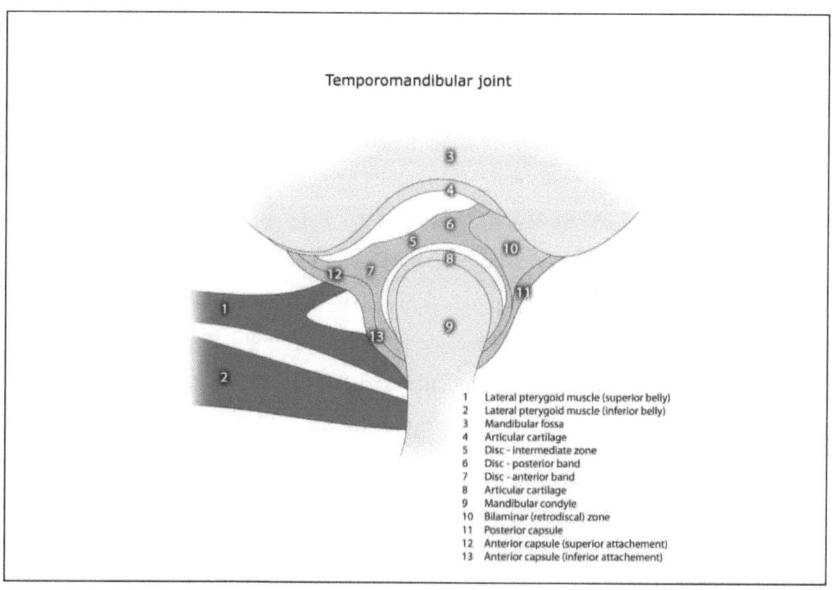

Fixação posterior (tecido retrodiscal)

A inserção posterior é constituída por uma zona bilaminar de tecido fibro-elástico frouxo, vascularizado e inervado. A lâmina superior, rica em elastina, insere-se na parede posterior da fossa mandibular. A lâmina superior estica-se e permite que o disco interarticular avance com a translação do côndilo. A lâmina inferior fixa-se à superfície posterior do côndilo. A fixação posterior é coberta por uma membrana sinovial que segrega líquido sinovial, que lubrifica a articulação. À medida que o côndilo avança, os tecidos da fixação posterior aumentam de volume, principalmente devido à distensão venosa, e à medida que o disco avança, ocorre tensão na fixação posterior elástica. Pensa-se que esta tensão é responsável pelo recuo posterior suave do disco à medida que a mandíbula se fecha.[9, 11, 14]

RELAÇÕES ÓSSEAS TMJ

O espaço articular radiográfico é um termo geral utilizado para descrever a área radiolucente entre o côndilo e o componente temporal. Este termo geral não deve ser confundido com os termos espaço articular superior e espaço articular inferior descritos acima, que se referem aos espaços de tecido mole acima e abaixo do disco. As posições esquerda e direita do côndilo na fossa podem ser determinadas e comparadas pelas dimensões do espaço articular radiográfico, tal como se vê nos tomogramas laterais corrigidos. O côndilo está posicionado de forma concêntrica quando os aspectos anterior e posterior do espaço articular radiolucente têm uma largura uniforme. O côndilo está recuado quando a largura do espaço articular posterior é inferior à do espaço articular anterior e está saliente quando o espaço articular posterior é mais largo do que o espaço articular anterior.[9]

No entanto, o significado diagnóstico da excentricidade condilar ligeira a moderada não é claro, uma vez que a excentricidade condilar é observada em um terço a metade dos indivíduos assintomáticos e não é um indicador fiável da condição dos tecidos moles da articulação, particularmente porque a forma da cabeça condilar não é concêntrica com a forma da fossa.[9] No entanto, em casos de posicionamento condilar acentuadamente excêntrico, é um sinal de certas anomalias.

A) o posicionamento condilar inferior (espaço articular alargado) pode ser observado em casos de fluido ou sangue no espaço articular B) o posicionamento condilar superior (espaço articular reduzido ou inexistente, com contacto ósseo dos componentes articulares) pode indicar perda, deslocação ou perfuração dos componentes dos tecidos moles intra-capsulares. C) O posicionamento condilar posterior acentuado é observado em alguns casos de deslocação do disco e D) o posicionamento condilar anterior acentuado pode ser observado na artrite reumatoide juvenil.[11]

MOVIMENTO CONDILAR

O côndilo sofre movimentos complexos quando a mandíbula é aberta. Em primeiro lugar, o côndilo sofre uma translação para baixo e para a frente (deslizamento), com a superfície superior do disco a deslizar contra a eminência articular. Simultaneamente, ocorre um movimento de rotação tipo dobradiça, com a superfície superior do côndilo a opor-se à superfície inferior do disco.[9,15]

A extensão da translação condilar normal varia consideravelmente. Na maioria dos indivíduos, na abertura máxima, o côndilo move-se para baixo e para a frente até ao topo da eminência articular ou ligeiramente à sua frente. O côndilo situa-se geralmente num intervalo de 2 a 5 mm posteriormente e 5 a 8 mm anteriormente à crista da eminência.[9, 15]

Aspeto aplicado:-

[a] A translação condilar reduzida, na qual o côndilo tem pouco ou nenhum movimento para baixo e para a frente e não sai da fossa mandibular, é observada em pacientes que apresentam clinicamente um grau reduzido de abertura da boca.

[b] Hipermobilidade da articulação - Pode levar ao bloqueio anterior ou à deslocação do côndilo se o movimento superior também ocorrer acima e à frente do vértice da eminência articular.[9,11,15]

ANATOMIA FUNCIONAL DA ARTICULAÇÃO TEMPOROMANDIBULAR : [16]

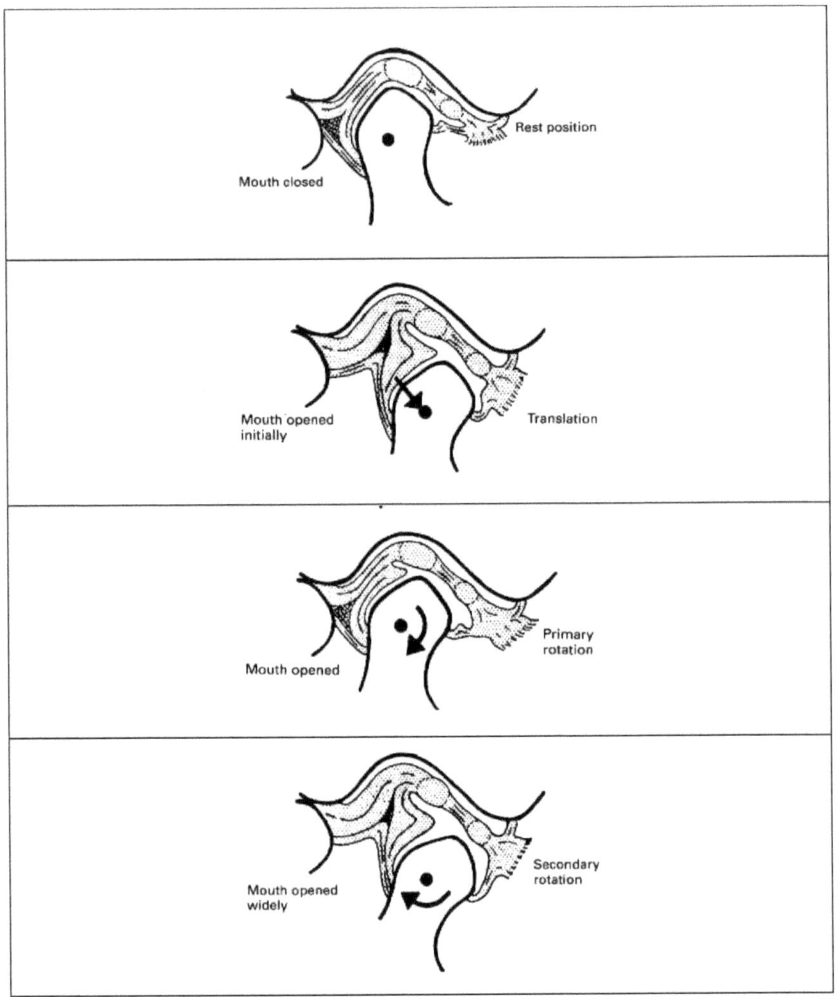

Fig5: Diagramas mostrando os movimentos de rotação e translação do côndilo durante a abertura normal da boca (Eric Whaites).

3 EXAME CLÍNICO DA ARTICULAÇÃO TEMPOROMANDIBULAR

O exame clínico inclui

1. A inspeção
2. Palpação
3. Percussão
4. Auscultação.

O exame começa com o examinador de pé diretamente em frente do doente. Observa-se a simetria da altura e os movimentos laterais funcionais dos maxilares. Os movimentos devem ser efectuados com facilidade, sem espasmos musculares ou tensão excessiva dos músculos faciais. Pede-se ao doente que projecte a mandíbula com os dentes separados. O examinador presta especial atenção ao desvio da mandíbula em relação à linha média e aos movimentos bruscos, sendo que a presença de movimentos bruscos anormais, não simétricos, indica a possibilidade de uma perturbação muscular. As lesões traumáticas da articulação, a infeção da articulação, a hiper e a hipo-tonicidade dos músculos e as fracturas da mandíbula são causas comuns de movimentos anormais da mandíbula.[16, 14, and 11]

A palpação dos músculos e **das** articulações é melhor efectuada quando o examinador se encontra atrás do doente. A palpação bilateral é o método de eleição. Os movimentos articulares requerem uma ação lateral oposta da articulação e do músculo. O examinador apalpa as articulações para se certificar de que funcionam corretamente. Com os dedos de ambas as mãos colocados sobre a zona da ATM, o examinador pede ao doente que efectue movimentos de abertura, movimentos laterais direito e esquerdo com os dentes afastados, seguidos de movimentos de protrusão e fecho. Os movimentos articulares devem ser fluidos e suaves. Quando existe uma ação anormal nos movimentos laterais, verifica-se uma ligeira deslocação lateral da articulação do lado para o qual se realiza o movimento. A articulação oposta desloca-se para a frente e ligeiramente para dentro. [16]

A possibilidade de condicionar e treinar o músculo do paciente deve ser considerada antes de se afirmar inequivocamente a existência de função anormal ou perda de função. No entanto, os movimentos condicionados são resultados importantes porque estão relacionados com o músculo, a articulação e a oclusão. Por vezes, a anquilose articular produz achados anormais à palpação da articulação. A interferência oclusal também produz movimentos bruscos e anormais. A palpação da articulação também deve revelar inchaço e sensibilidade.[16, 14, 11]

Os músculos responsáveis pelo movimento da mandíbula são palpados para detetar sinais de sensibilidade, hipertrofia, espasmo e tónus. Os músculos mais adequados para a palpação são as partes anterior, média e posterior do temporal e do masseter. O músculo digástrico é menos bem palpado e os pterigóides externo e interno são menos fáceis de palpar. As funções conhecidas do pterigóideo permitem uma avaliação aproximada da sua ação.[16]

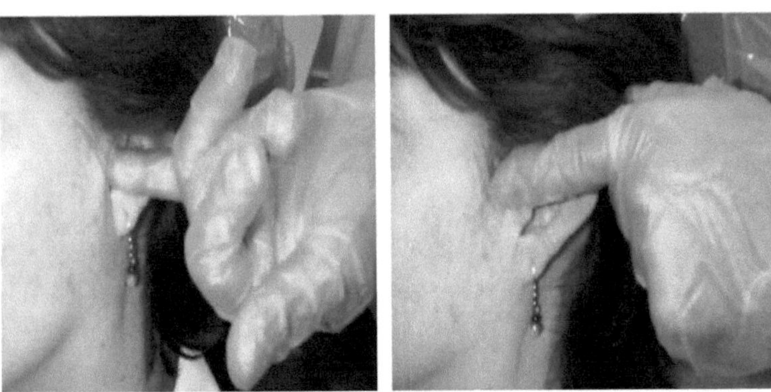

Fig6: Exame clínico intra-auricular e extra-auricular da ATM

A auscultação da articulação pode ser efectuada simplesmente ouvindo sons anormais de "estalido", "ranger" ou "clique" que ocorram durante o movimento descrito acima. A utilização de um estetoscópio pode ser útil na deteção de ruídos da ATM.[16, 14]

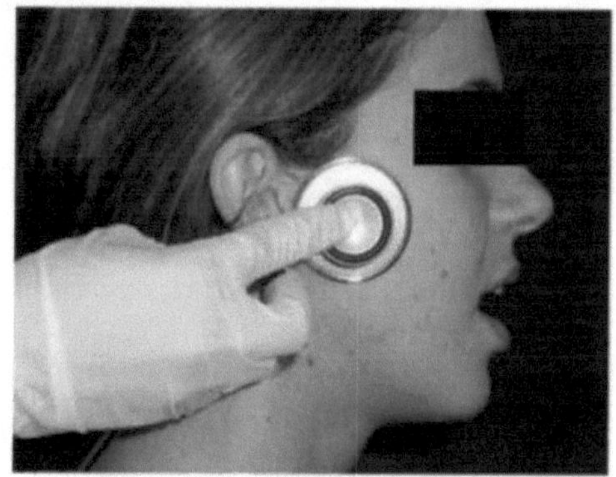

Fig7: Auscultação da articulação temporomandibular direita

A percussão da mandíbula pode ser útil para avaliar cavidades, fracturas e movimentos reflexos da mandíbula. A percussão deve ser **indireta** na procura de cavidades e fracturas ósseas e **direta** na procura de movimentos reflexos da mandíbula.[16]

[14]PERTURBAÇÕES DA ARTICULAÇÃO TEMPOROMANDIBULAR[, 16]

I. Perturbações dos músculos mastigatórios

1.   Contração de proteção

2.   Dores musculares locais

3.   Dores miofasciais

4.   Mialgia mediada centralmente

II.   Perturbações da articulação temporomandibular

1.   Perturbações do complexo côndilo-disco

a.   Mover o disco

b.   Deslocação do disco com redução

c.   Deslocação do disco sem redução

2.   Incompatibilidade estrutural da superfície da junta

a.   Desvio de forma

i.   Disco

ii.   Condyle

iii.   Fossa

b.   Adesões

i.   Do disco ao côndilo

ii.   Disco no poço

c.   Subluxação

d.   Deslocação espontânea

3.   Perturbações inflamatórias da articulação temporomandibular

a.   Sinovite/ capsulite

b.   Retrodiscatite

c.   Artritídeos

i.   Osteoartrite

ii.   Osteoartrite

iii.   Poliartrite

d.   Doenças inflamatórias das estruturas associadas

i.   Tendinite temporal

ii.   Inflamação do ligamento estilomandibular

III.   Hipomobilidade mandibular crónica

1.   Anquilose

a.   Fibroso

b.   Bony

2.   Contratura muscular

a.   Miostático

b.   Miofibrótico

3.   Impedância do corona

IV.   Distúrbios do crescimento

1. Doenças ósseas congénitas e do desenvolvimento

a.   Agenesia

b.   Hipoplasia

c.   Hiperplasia

d.   Neoplasia

2. Distúrbios musculares congénitos e do desenvolvimento

a.   Hipotrofia

b.   Hipertrofia

c.   Neoplasia

4 CARACTERÍSTICAS RADIOGRÁFICAS DAS PERTURBAÇÕES DA TMJ

A configuração anatómica única e as relações complexas da articulação temporomandibular (ATM) requerem técnicas de imagem especiais para a avaliação radiológica da ATM.[17] A maioria das articulações em crepitação mostrou erosão radiológica. As articulações com alterações mutilantes eram silenciosas. As alterações radiológicas também têm sido associadas à perda de suporte oclusal, articulação anterior e interferência oclusal na artrite reumatoide.

As anomalias radiográficas da morfologia condilar aumentam com a idade. Elas têm sido observadas com maior frequência em pacientes com sinais e sintomas clínicos de DTM e em pacientes com perda dentária. Pequenas alterações na imagem radiográfica do côndilo em pacientes com DTM podem ser irrelevantes e não devem ser usadas para inferir um diagnóstico.[18]

Considera-se que existe patologia se o ângulo entre a banda posterior e a orientação vertical do côndilo (a linha das doze horas) - o ângulo de deslocação - exceder 10° nas perturbações do disco articular.

As vistas panorâmicas da anquilose da ATM mostraram que havia deformidade da articulação, com perda completa do espaço articular e formação óssea anormal dentro e à volta da articulação, mas não revelaram a natureza e a extensão da patologia, em particular a extensão medial e lateral da massa óssea anquilosada e a sua relação com as estruturas vitais circundantes. Estes pormenores eram claros na TAC coronal, que mostrava se a massa anquilosada era fibrosa ou óssea.[19]

. A deslocação do disco é geralmente antero-medial; consequentemente, em Nas projecções sagitais oblíquas da RM, o bordo posterior do disco é mais anterior do que a posição das 12 horas. Nas projecções coronais, o menisco não cobre completamente o bordo superior da cabeça do côndilo; em vez disso, parece estar deslocado para a região medial da articulação. O menisco articular pode também deslocar-se lateralmente ou posteriormente.[20]

A osteoartrite (OA) é uma das doenças debilitantes mais comuns relacionadas com a idade, afectando todas as articulações, incluindo as articulações temporomandibulares (ATM). Caracteriza-se pela degeneração da cartilagem e do osso das articulações, provocando dor, desconforto e imobilidade. As manifestações radiográficas da osteoartrite da ATM incluem erosão, esclerose generalizada, quistos subcorticais e osteófitos.[21, 22]

(1) Achatamento: perda da convexidade ou concavidade regular das linhas de junção,

(2) Osteófito: crescimento local de osso a partir de uma superfície articular mineralizada.

(3) Erosão: rarefação local da placa cortical de uma superfície articular,

(4) Esclerose: espessamento da cortical óssea numa superfície articular,

(5) Cisto de Ely (cisto subcortical): área radiolúcida arredondada que pode situar-se imediatamente abaixo da placa cortical ou profundamente no osso trabecular.[18, 21, 22]

A condromatose sinovial (CS) é uma proliferação benigna de cartilagem nodular nas articulações sinoviais. Foram encontrados sinais característicos em forma de anel em imagens de RM de pacientes com condromatose sinovial da articulação temporomandibular. Esta lesão deve ser diagnosticada de forma diferenciada das doenças da ATM e das massas pré-auriculares.[23, 24]

Algumas das características observadas na radiografia são as seguintes

1) Achatamento e erosão das articulações - na artrite reumatoide e na osteoartrite

2) Radioclaridade que indica a presença de um quisto no espaço da ATM - neuropatia do trigémeo

3) Disco bicôncavo hipodenso visto na ressonância magnética em distúrbios de deslocamento do disco,

Sinovite, capsulite, derrame articular, alterações do tecido retrodiscal, neoplasia

4) Colo longo do côndilo - hiperplasia condilar

5) Comprimento reduzido do colo do côndilo - hipoplasia condilar

6) Deformação da articulação, com perda total do espaço articular e formação óssea

anormal dentro e à volta da articulação (anquilose).

1) OSSEOUS

a) Plano de filmagem

<u>⁹IMAGIOLOGIA DA ARTICULAÇÃO TEMPOROMANDIBULAR: ,[16]</u>

i. Radiografia transcraniana

ii. Radiografia transfaríngea

iii.   Radiografia trans-orbital

iv.   Radiografia de Revers towne

b) Projeção panorâmica

c) Tomografia convencional

d) Tomografia computorizada

2) TECIDO FLEXÍVEL

a.   Artrografia

b.   Artroscopia

c.   Ultrassom

d.   MRI (Imagem por Ressonância Magnética)

e.   SPECT (Tomografia Computorizada de Emissão de Fotão Único)

5 PROJECÇÃO TRANSCRANIANA [1,4,16]

Várias modalidades de imagem têm sido utilizadas para avaliar a posição condilar na fossa glenoide, mas a projeção transcraniana continua a ser amplamente utilizada em medicina dentária. Uma série transcraniana de rotina envolve a projeção de ambas as ATMs, na posição fechada e na posição de máxima abertura. Devido à angulação positiva do feixe, os aspectos centrais e mediais das articulações são projetados para baixo, e apenas os contornos laterais das articulações são visíveis nessa projeção. A crista petrosa ipsilateral é frequentemente sobreposta ao colo do côndilo, que pode ser obscurecido por alterações ósseas do côndilo ou do componente temporal. A imagem do côndilo, do componente temporal e do espaço articular é distorcida e a posição condilar não pode ser determinada de forma fiável, particularmente se o ângulo horizontal do feixe não for adaptado a cada doente. A projeção transcraniana é útil para identificar alterações ósseas grosseiras apenas no aspeto lateral da articulação, fracturas condilares deslocadas e amplitude de movimento (vistas abertas).

A projeção transcraniana fornece uma vista sagital dos aspectos laterais do côndilo e do componente temporal. A direção horizontal do feixe pode ser corrigida individualmente de acordo com o eixo longo do côndilo.[9]

Principais indicações[16]

As principais indicações clínicas são as seguintes

• Síndrome de disfunção dolorosa da ATM e perturbações internas da articulação que provocam dor, estalidos e limitação da abertura.

• Estudar o tamanho e a posição do disco. Estes só podem ser deduzidos indiretamente a partir das posições relativas dos elementos ósseos das articulações.

• Examinar a amplitude de movimento das articulações.

Técnica e posicionamento[9]

Foram descritas várias variantes da técnica transcraniana (salientando os problemas de investigação colocados pela ATM) e estão disponíveis vários dispositivos para ajudar o radiologista a posicionar-se.

- O doente é colocado no craniótomo com a cabeça rodada a 90°, de modo a que a articulação temporomandibular a examinar toque na película e o plano sagital da cabeça fique paralelo à película. A boca do doente é inicialmente **fechada.**

- A cabeça do tubo de raios X é posicionada de modo a que o feixe central seja dirigido para baixo a 25° em relação à horizontal, através do crânio, e centrado na articulação temporomandibular em causa. O procedimento é repetido com a cabeça do tubo de raios X na mesma posição, mas com a boca do doente **aberta** o mais confortavelmente possível. Utiliza-se um bloco de mordida para estabilidade

Informações de diagnóstico[16]

As informações fornecidas pela vista fechada incluem

- O tamanho do espaço articular, que fornece informações indirectas sobre a posição e a forma do disco.

Nota: o termo radiológico "espaço articular" refere-se à área radiolucente entre a cabeça do côndilo e a fossa glenoide, que inclui o disco e os espaços articulares anatómicos superior e inferior.

- A posição da cabeça do côndilo na fossa

- A forma da cabeça do côndilo e o estado da superfície articular (apenas a superfície lateral)

- Uma comparação dos dois lados.

A informação fornecida pela vista aberta inclui - a amplitude e o tipo de movimento do côndilo - uma comparação do grau de movimento em ambos os lados.

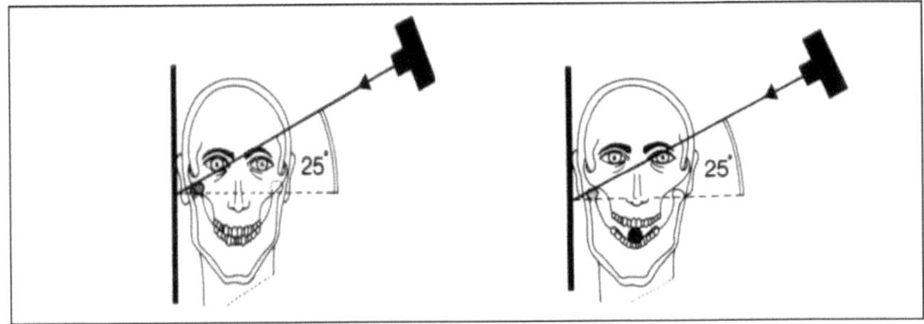

Fig8: Projeção transcraniana: O raio central está orientado num ângulo positivo de 25 graus para o lado oposto e num ângulo anterior de 20 graus, centrado na articulação temporomandibular em causa.

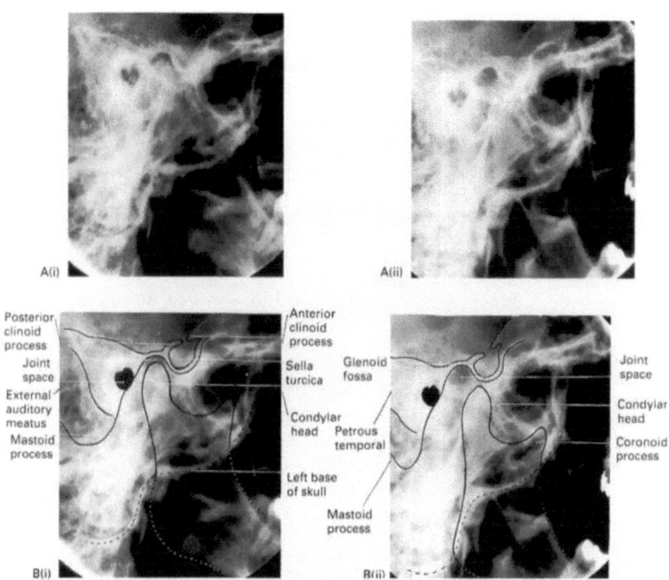

Fig9: Exemplos de radiografias transcranianas normais da ATM direita (i) com a boca fechada e (ii) com a boca aberta. B As mesmas radiografias com as principais características anatómicas desenhadas na parte superior da imagem.

6 PROJECÇÃO TRANSFARÍNGEA[9, 16, 19]

A projeção transfaríngea fornece uma vista sagital do pólo medial do côndilo. Devido às angulações negativas do feixe, esta vista representa o aspeto medial do côndilo. A projeção transfaríngea fornece informações de diagnóstico limitadas, uma vez que o componente temporal não está bem representado. A projeção transfaríngea é eficaz na visualização de alterações erosivas do côndilo, em vez de alterações mais subtis.

Principais indicações[16]

As principais indicações clínicas são as seguintes

- Síndrome de disfunção dolorosa da articulação temporomandibular

- Determinar a presença de doenças articulares, nomeadamente osteoartrite e artrite reumatoide.

- Examinar a existência de patologias que afectem a cabeça do côndilo, incluindo quistos ou tumores.

- Fracturas do colo e da cabeça do côndilo.

Técnica e posicionamento[9]

Esta projeção pode ser realizada utilizando um aparelho de raios X dentário e uma cassete extra-oral. A técnica pode ser resumida da seguinte forma:
- O doente segura a cassete contra o lado da face, acima da articulação temporomandibular em causa. A película e o plano sagital da cabeça são paralelos. A boca do doente está aberta e é introduzida uma mordida para garantir a estabilidade.

- A cabeça do tubo de raios X é colocada à frente do côndilo oposto e sob o arco zigomático. Dirige-se através da incisura sigmoide, ligeiramente para trás, através da faringe, em direção ao côndilo em exame. Em geral, esta vista é efectuada de ambos os côndilos para permitir a comparação.

Informações de diagnóstico[16]

As informações fornecidas incluem

- A forma da cabeça do côndilo e o estado da superfície articular do ponto de vista lateral

- Comparação das duas cabeças condilares.

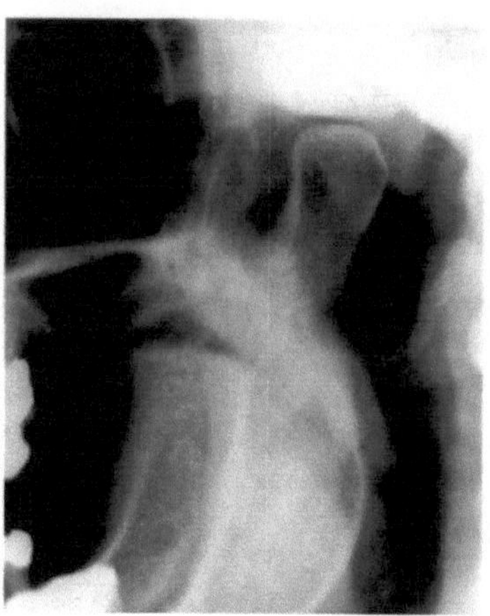

Fig10: Exemplo de uma radiografia transfaríngea de um côndilo esquerdo normal

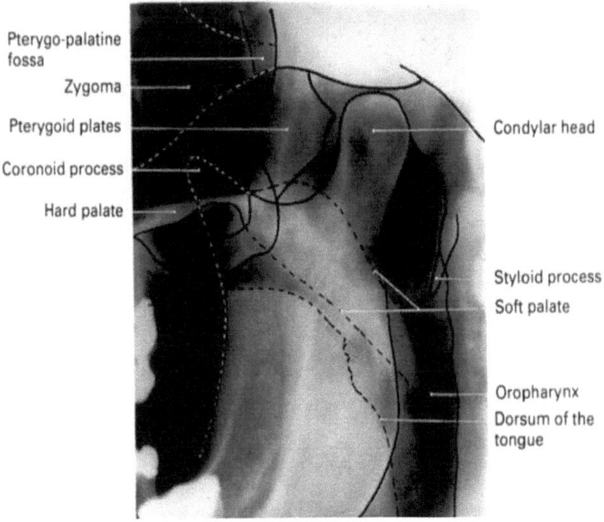

Fig. 11: A mesma radiografia com as principais características anatómicas desenhadas na imagem.

7 PROJECÇÃO TRANSORBITAL[9, 16]

As projecções transorbitárias fornecem uma visão anterior da ATM, perpendicular às projecções transcranianas e transfaríngeas.

Principais indicações
1. Fracturas do colo do côndilo.
2. Alterações degenerativas significativas ou outras anomalias

Técnica e posicionamento

Na incidência transorbitária, a cabeça do doente é inclinada 10 graus para baixo, de modo a que a linha cântero-meridiana fique horizontal. O feixe de raios X é dirigido a partir da frente do doente através da órbita ipsilateral e da articulação temporomandibular em causa. A cassete de filme é colocada atrás da cabeça do doente, perpendicularmente ao feixe de raios X. O doente abre a boca ao máximo ou ao mínimo. O doente abre a boca ao máximo ou, na sua falta, projecta a mandíbula, o que permite posicionar o côndilo na parte superior da eminência articular e evitar que a eminência articular ou a base do crânio se sobreponham ao côndilo.

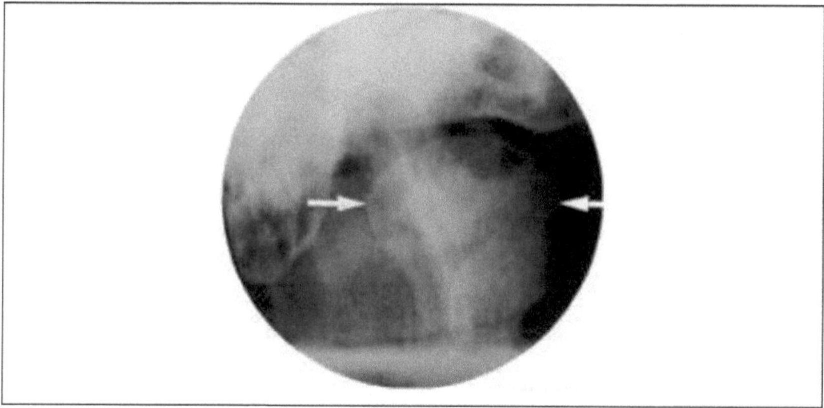

Fig. 12: Radiografia transorbital

Informações de diagnóstico

Toda a dimensão mediolateral da eminência articular, da cabeça do côndilo e do colo do côndilo é visível, o que torna esta vista particularmente útil para a visualização de fracturas do colo do côndilo.

A morfologia da superfície convexa da cabeça do côndilo pode ser avaliada, tornando esta projeção um complemento útil das projecções transcranianas e transfaríngeas no diagnóstico de alterações degenerativas significativas ou outras anomalias.

A utilidade desta projeção é limitada pela capacidade do côndilo de se mover para o topo da eminência articular. Se o movimento do côndilo for limitado, apenas o colo do côndilo é visível porque certas áreas das superfícies articulares são mascaradas pela sobreposição do componente temporal na cabeça do côndilo.

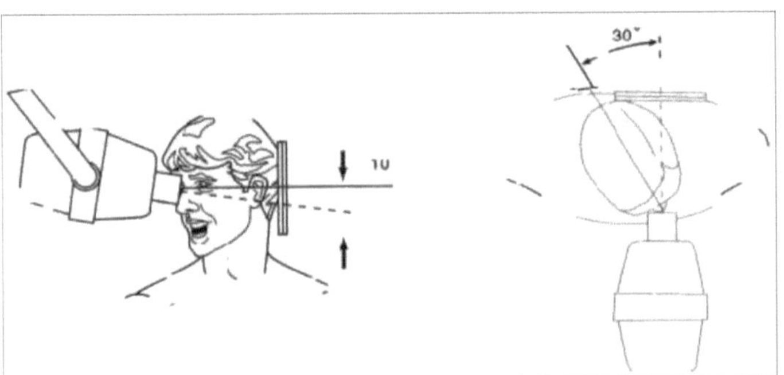

Fig. 13: Posicionamento do doente para a projeção transorbital
PROJECÇÃO EM CONTRACORRENTE (BOCA ABERTA)[9, 16]

Uma projeção semelhante é a projeção aberta reversa de Towne, que é por vezes utilizada para obter imagens de fracturas do colo do côndilo, particularmente em casos de deslocamento medial, uma vez que a cabeça e o colo do côndilo são visualizados no plano frontal.

Principais indicações

As principais indicações clínicas são as seguintes

- Examinar a superfície articular dos côndilos e a doença na articulação.
- Fracturas da cabeça e do colo do côndilo
- Hipo/hiperplasia condilar.

Informações de diagnóstico

As informações fornecidas incluem

- A forma das cabeças condilares e o estado das superfícies articulares na superfície posterior
- Comparação direta dos dois côndilos.

Técnica e posicionamento :

O recetor de imagem é colocado em frente do doente, perpendicular ao plano médio-sagital e paralelo ao plano coronal. A cabeça do doente é inclinada para baixo, de modo a que a linha cantoneira-omeral forme um ângulo de 25 a 30 graus com o recetor de imagem. Para melhorar a visualização dos côndilos, a boca do doente é aberta de modo a que as cabeças dos côndilos fiquem abaixo da eminência articular. Quando se solicita esta imagem para avaliar os côndilos, é necessário especificar "boca aberta, Towne invertido", caso contrário pode resultar numa vista Towne padrão do occipital.

O feixe central é perpendicular ao recetor de imagem e paralelo ao plano médio-sagital do doente, e está centrado nos côndilos.

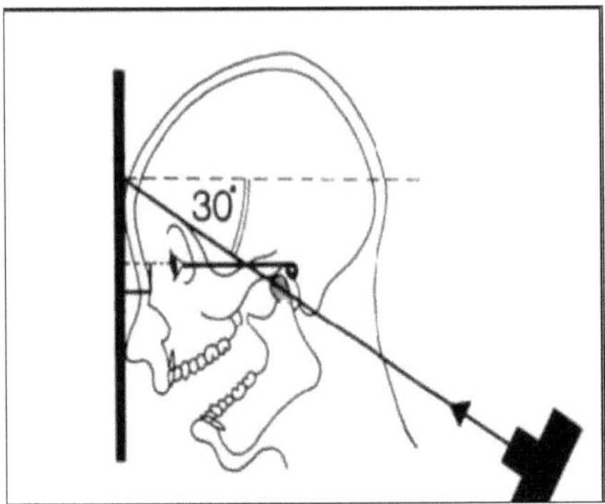

Fig14:Posicionamento para reboque em marcha-atrás

Imagem resultante

O plano médio-sagital (representado por uma linha imaginária que parte do meio do forame magno e do arco posterior do atlas e passa pelo meio da ponte do nariz e do septo nasal) deve dividir a imagem do crânio em duas metades simétricas. A crista petrosa do osso temporal deve ser sobreposta à parte inferior do osso occipital e as cabeças dos côndilos devem ser projectadas abaixo da eminência articular.

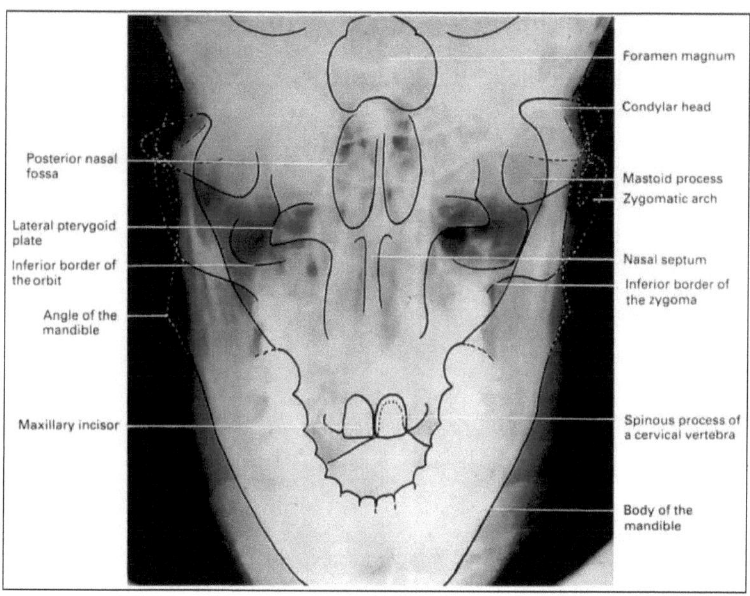

Fig15:Projeção invertida da cidade

8 IMAGIOLOGIA PANORÂMICA (OPG)

As radiografias panorâmicas são o principal meio de diagnóstico das afecções dos tecidos duros da região dento-maxilo-facial. Estes métodos de imagem requerem a utilização de equipamento computorizado que utiliza receptores electrónicos ou receptores fosforescentes para registar a imagem radiográfica em formato digital. A aquisição digital direta de imagens radiográficas tem muitas vantagens em relação aos sistemas convencionais baseados em película. Os sistemas digitais não requerem qualquer sistema de processamento químico (unidade de processamento, soluções de

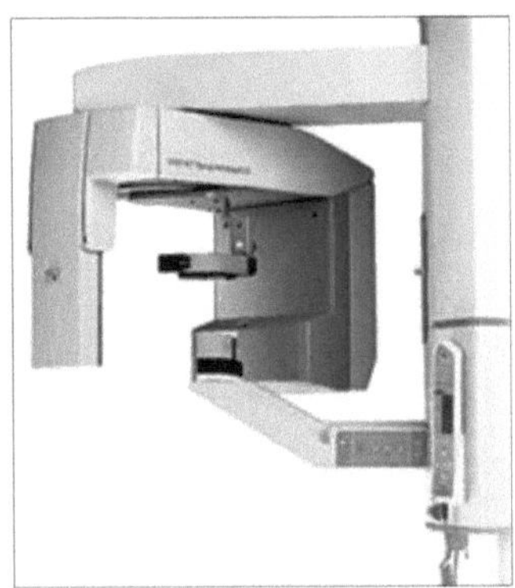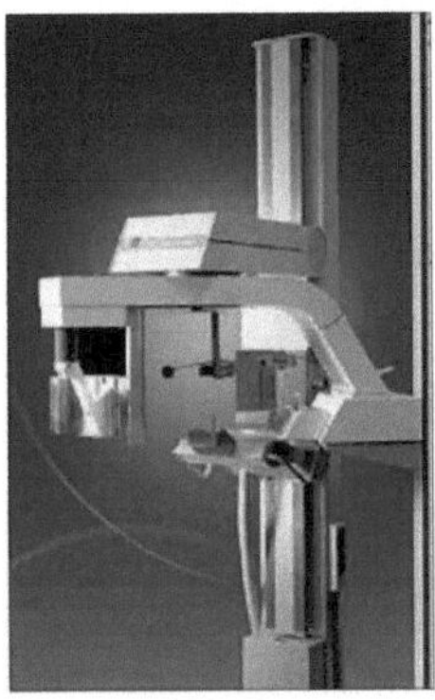

revelação e fixação, abastecimento de água, câmara escura, etc.).[29]

Estão atualmente disponíveis vários sistemas comerciais da Trophy Radiology (Paris, França), Regam Medical Systems (Sundsvall, Suécia), Villa Radiology (Milão, Itália) e, mais recentemente, da Gendex Corporation (Chicago, IL). Embora não existam atualmente sistemas comerciais disponíveis para radiografia panorâmica ou extra-oral, várias novas tecnologias foram incorporadas em protótipos de dispositivos em institutos de investigação em todo o mundo.[21]

O princípio básico consiste em substituir a película radiográfica da radiografia panorâmica por um sensor eletrónico que transmite as informações da imagem a um computador, que as armazena em formato digital. Dados para colunas sucessivas de pixéis na imagem são adquiridas à medida que a fonte de raios X e o detetor rodam em torno da cabeça do doente.[30, 10, 29]

Numa altura em que o princípio ALARA (as low as reasonably achievable) foi aceite como norma para a exposição dos doentes à radiação, devem ser envidados todos os esforços para implementar as novas tecnologias que tornarão esta norma uma realidade.[30]

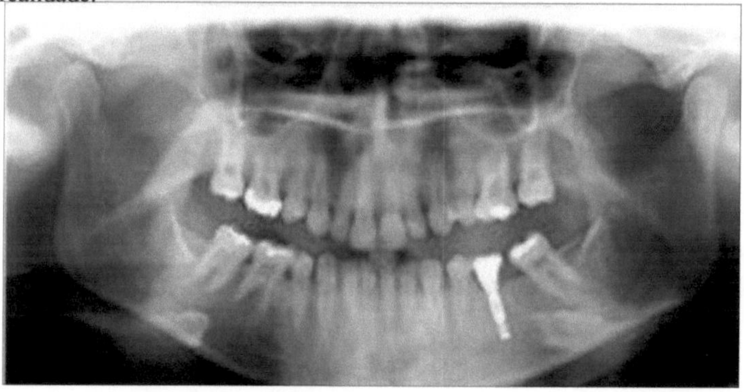

Fig. 16: Uma prótese dentária

Tomografia panorâmica mostrando cabeças condilares normais.

Outra vantagem desta tecnologia é a sua relativa insensibilidade ao mau posicionamento do paciente. A utilização de uma matriz de detectores unidimensional elimina o efeito "tomográfico" associado à película em movimento na radiografia panorâmica convencional. Esta caraterística deverá melhorar a nitidez da imagem e a tolerância a erros de posicionamento.[30]

A desvantagem desta técnica é o facto de as sombras radiográficas das estruturas sobrejacentes, como a coluna cervical, serem mais nítidas do que as observadas nas radiografias panorâmicas normais. (Foi desenvolvida outra tecnologia baseada em detectores de semicondutores.[30, 10]

O princípio básico deste sistema consiste em captar a imagem de um ecrã de raios X convencional utilizando uma câmara com tubo intensificador de sinal (SIT). O sinal de saída de vídeo é registado num gravador de vídeo convencional. As imagens individuais do ecrã

As imagens de vídeo são então digitalizadas para a memória do computador a partir destes dados; uma camada de imagem selecionada é reconstruída matematicamente utilizando a tomossíntese digital para criar uma imagem que representa a camada curva da radiografia panorâmica. [30]

O primeiro aparelho de raios X panorâmico baseado na "radiografia computorizada" foi desenvolvido por Kashima e os seus colegas da Kanagawa Dental. Este sistema utilizava uma unidade panorâmica Siemens OP-5 e uma placa fosforescente fotoestimulável modificada. Os investigadores da Universidade de Pittsburgh também utilizaram esta técnica para produzir imagens panorâmicas digitais. As imagens têm uma boa resolução espacial e uma grande latitude.[30, 10]

Principais indicações: [16]

As principais indicações clínicas são as seguintes

1. Síndrome da disfunção dolorosa da articulação temporomandibular.
2. Examinar a doença no interior da articulação.
3. Estudar as condições patológicas que afectam as cabeças dos côndilos.
4. Fratura da cabeça ou do colo do côndilo.
5. Hipo/hiperplasia condilar

INFORMAÇÕES SOBRE O DIAGNÓSTICO : [16]

1. A forma da cabeça do côndilo.
2. Comparação direta das duas cabeças condilares.

Benefícios[16]

1. Cobertura extensiva dos ossos faciais e dentes
2. Baixa dose de radiação para o paciente
3. Conveniência do exame para o paciente
4. Utilização em doentes incapazes de abrir a boca

5. Tempo curto necessário para produzir uma imagem panorâmica, geralmente cerca de 3 a 4 minutos.

6. As películas panorâmicas são facilmente compreendidas pelos pacientes, razão pela qual também são utilizadas como um auxílio visual abrangente na educação dos pacientes e na apresentação de casos.

Desvantagens[16]

1. A radiologia panorâmica caracteriza-se pelo facto de a imagem não mostrar os detalhes anatómicos finos encontrados nas radiografias periapicais intra-orais.

2. A radiografia panorâmica envolve uma ampliação desigual e distorção geométrica em toda a imagem.

3. A presença de estruturas sobrepostas, como a coluna cervical.

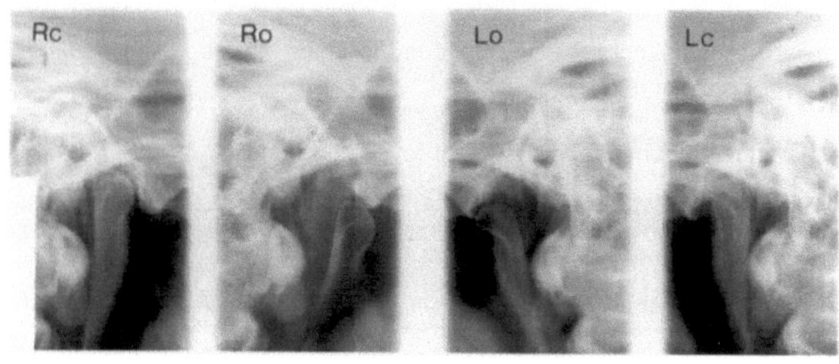

Fig. 17: Imagens panorâmicas de limitação de campo da ATM das cabeças condilares direita e esquerda normais nas posições fechada (c) e aberta (o).

9 ECHOGRAFIA[3]

O ultrassom da ATM é um exame dinâmico, em tempo real, não invasivo, prontamente disponível e relativamente barato dos tecidos moles das articulações. É utilizado tanto para o diagnóstico como para o diagnóstico diferencial, e para comparar os resultados terapêuticos no tratamento de defeitos internos das articulações.[3]

Os primeiros relatórios sobre a ecografia da ATM datam de 2000. Utiliza os tipos de equipamento ultrassónico atualmente disponíveis, com um transdutor de varrimento em linha a uma frequência de 7,5 a 12 MHz, que permite visualizar o espaço estreito da articulação da mandíbula e a posição do disco articular, bem como revelar a adesão de fluidos ou ligamentos.[3]

Durante o exame, o doente está numa posição sentada e o transdutor é colocado na pele acima da articulação, paralelamente ao eixo longo do ramo mandibular. O disco articular é visualizado no ecrã como uma fina banda hipo-homogénea até à banda isoecóica adjacente à margem condilar. Os limites ósseos do côndilo e a eminência articular aparecem como uma linha hiperecogénica.[3]

Durante o exame, é possível observar diretamente o movimento do disco articular à medida que a boca abre e fecha. Os estudos que comparam os resultados da RMN e da ecografia mostraram uma concordância de 70 a 85%.[3]

Foi recentemente inventado um sistema de ultra-sons que utiliza alta frequência e transportadores de grande diâmetro. As ondas de ultra-sons geradas por este sistema são capazes de penetrar facilmente através da pequena abertura entre a fossa glenoide e o côndilo.[3]

Este novo transdutor em forma de anel tem uma elevada profundidade de focagem e um feixe de ondas estreito. A superfície óssea reflecte até 2/3 das ondas, sendo que apenas 1/3 se propaga para as estruturas mais profundas. Por esta razão, o transmissor tem de ser colocado num ponto específico, entre o côndilo e a eminência, de modo a transmitir as ondas através do tecido mole.[3]

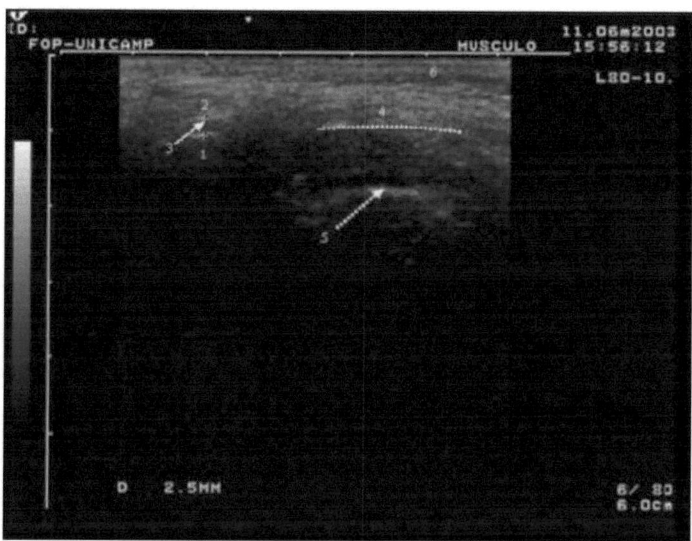

Fig. 18: Imagem de ultra-sons da articulação temporomandibular apresentada no ecrã. É visível a medição da distância entre a cápsula articular e a superfície lateral do côndilo.

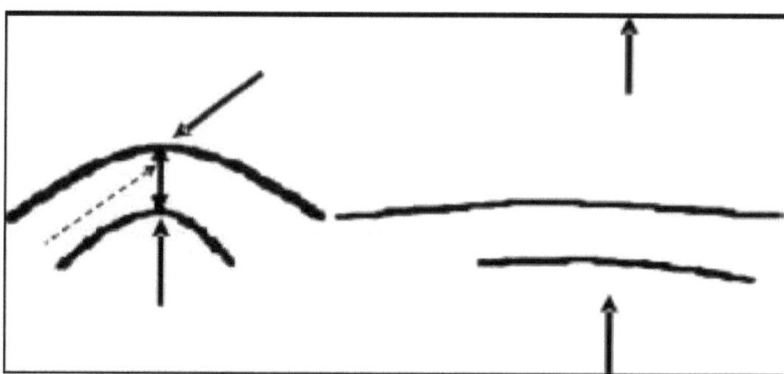

Fig. 19; Diagrama das estruturas anatómicas visíveis no ecrã de ultra-sons (Adaptado de Hayashi et al).

Princípios de imagiologia: Resolução [56]

1. Resolução de profundidade (axial)

Esta é a capacidade do feixe para separar dois objectos localizados em tandem ao longo do eixo do feixe. O comprimento do impulso sónico é designado por "comprimento do impulso espacial". Dois objectos serão resolvidos se o comprimento do impulso espacial for inferior ao dobro da separação.

2. Resolução lateral (horizontal)

A resolução lateral é a capacidade de separar dois objectos adjacentes; para reconhecer os objectos como entidades separadas, o feixe deve ser mais estreito do que o espaço que separa os objectos. Para reduzir o feixe e, assim, melhorar a resolução, pode ser utilizado um transdutor mais pequeno. No entanto, as vantagens dos transdutores mais pequenos perdem-se num abdómen muito mais espesso. A zona de Fresnel é demasiado curta, mesmo a altas frequências, para alcançar estruturas profundas. A solução é usar um transdutor focalizado.

Instrumentos ultra-sónicos: circuitos

A maioria dos equipamentos contém os mesmos circuitos básicos

a.   Transmissor

b.   Recetor

c.   Ecrã e

d.   Conversor de digitalização.

Transdutores

Um transdutor é um dispositivo capaz de converter uma forma de energia noutra. A energia ultra-sónica pode ser transmitida para um tecido e a energia ultra-sónica reflectida pelo tecido pode ser convertida num sinal elétrico.

Os transdutores de diagnóstico por ultra-sons utilizam determinadas substâncias naturais e artificiais com propriedades piezoeléctricas.

Piezoeletricidade = eletricidade de pressão

Artefactos

i. Sombreamento da retaguarda

ii. Reforço da retaguarda

iii. Massas anecóicas

iv. Reverberações

v. Artefacto de espessura do feixe

vi. Artefacto fantasma/artefacto de imagem dividida

vii. Descontinuidade dos limites dos órgãos

viii. Artefacto do lóbulo lateral

Indicação[33, 34]

1. Malformação da articulação facial e do esqueleto
2. Doença articular degenerativa avançada com dor refractária ao tratamento
3. Síndrome de "bloqueio da coroideia
4. Artropatia pós-traumática e anquilose refractária à terapia
5. Artrite reumatoide, osteomielite
6. Acompanhamento pós-operatório

Benefícios [33, 4]

- As ondas sonoras são radiações não ionizantes.

- Não existem efeitos nocivos conhecidos nos tecidos com as energias e doses atualmente utilizadas no diagnóstico por ultra-sons.

  - Boa diferenciação dos tecidos moles.

  - A técnica está amplamente disponível e é pouco dispendiosa.

Desvantagens [33, 34]

- A utilização de ultra-sons na zona da cabeça e do pescoço é limitada porque as ondas sonoras são absorvidas pelos ossos.

    - A técnica depende muito do operador.

- As imagens podem ser difíceis de interpretar para operadores inexperientes porque a resolução da imagem é frequentemente fraca.

10 ARTROGRAFIA

A artrografia da ATM é essencialmente um método para fornecer informações sobre o estado dos tecidos moles da ATM, em particular a integridade e a posição do disco e da sua fixação posterior. Também fornece provas de rutura ou perfuração interna do disco.[2]

Este exame é particularmente útil para o diagnóstico de casos em que são evidentes poucos ou nenhuns danos ósseos em exames pré-artrográficos e em que os sinais clínicos (por exemplo, estalidos ou fissuras na articulação, limitação dolorosa da abertura da articulação ou bloqueio) sugerem uma perturbação discal. Pode também diferenciar a rutura discal de outros problemas não ósseos, como a capsulite, a miofasciite e a síndroma de disfunção dolorosa miofascial.[35]

A artrografia da articulação da MT é efectuada cateterizando os espaços articulares superior e inferior e injectando 0,5 a 1 ml de contraste radiográfico primeiro no espaço inferior e depois no espaço superior.[30]

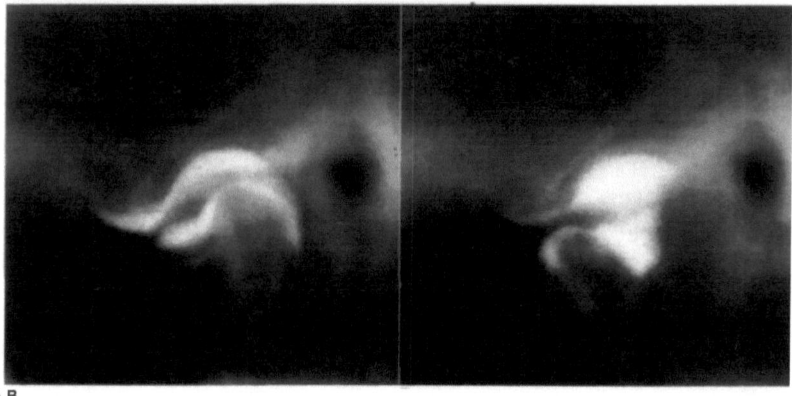

Fig20: Artrogramas de um disco na posição fechada (A) e na posição aberta (B). Verifica-se uma redistribuição do meio de contraste entre os compartimentos nas imagens aberta e fechada.

Os agentes de contraste mais frequentemente utilizados são os compostos de iodo. É efectuada uma série de radiografias após a opacificação do espaço articular, com os maxilares fechados e em fases progressivas de abertura.

O disco aparece como um vazio radiolucente entre duas áreas opacas de meio de contraste, porque não existe nenhuma situação normal conhecida em que exista comunicação entre os espaços articulares superior e inferior. A opacificação de ambos os espaços articulares após a injeção de apenas um indica uma perfuração patológica.[34]

Indicações[35]

* Disfunção da ATM dolorosa de longa data que não responde a tratamentos simples

* História persistente de bloqueio

* Abertura limitada de etiologia desconhecida.

Vantagem[35]

* Informação dinâmica sobre a posição dos componentes da articulação e do disco à medida que se movem uns em relação aos outros.

* Imagens estáticas dos componentes da articulação com a boca fechada e com a boca aberta. Pode ser observada qualquer deslocação anterior ou anteromedial do disco.

* A integridade do disco, ou seja, a presença de eventuais perfurações.

Limitações e desvantagens da artrografia[2, 30]

* Muito doloroso, pois requer uma picada de agulha

* Não indicado se o doente for hipersensível ao iodo ou ao meio de contraste.

* O iodo pode causar fibrose.

* Deve ser mantida uma assepsia muito rigorosa.

* A cápsula pode romper-se se for injetado demasiado meio de contraste.

* Contraindicado em casos de infeção articular aguda e alergia ao iodo ou a produtos de contraste.

11 ARTROSCOPIA[3]

A artroscopia é um método endoscópico terapêutico e minimamente invasivo para examinar o espaço da ATM. A artroscopia da ATM foi descrita pela primeira vez na década de 1970 (Ohnishi).

Facilita a inspeção visual do espaço articular, fornecendo informações sobre a posição do disco articular, da sinóvia, da cartilagem articular e da presença de aderências. É utilizado para diagnosticar e tratar distúrbios internos da ATM, distúrbios degenerativos da ATM, sinovite, hipo e hipermobilidade da ATM. É efectuada sob anestesia geral, utilizando trocartes inseridos por via percutânea e uma sonda ótica com 1,9 a 2,4 mm de diâmetro. A imagem intra-articular é transmitida ao ecrã por um cabo de luz. [3]No entanto, podem surgir complicações, tais como hemorragia, danos na cartilagem articular, perfuração do disco articular, danos na inervação facial, perfuração do ouvido médio, perfuração intracraniana e risco de infeção.

A artroscopia da articulação da MT é um procedimento que permite a visualização direta da estrutura interna da articulação. Isto facilita a cirurgia e as biopsias, que podem ser realizadas sob controlo visual.[9]

Benefícios[30]

- Procedimento seguro.

- A visualização direta fornece informações que são impossíveis de obter através de outras técnicas.

- Complicações pós-operatórias mínimas.

- A mudança de cor do tecido inflamado é claramente visível.

- As biopsias e os procedimentos cirúrgicos podem ser facilmente visualizados.

- Pode ser utilizado para determinados procedimentos de intervenção (Eric

Whaites)

-Lavar a articulação com soro fisiológico

-Introdução de esteróides diretamente na articulação

-Divisão das aderências

-Remoção de corpos estranhos do interior da articulação.

A artroscopia é geralmente considerada como a última linha de investigação antes de uma exploração cirúrgica completa da articulação.

12 TERMOGRAFIA

A termografia é o procedimento através do qual o calor emitido naturalmente pelo corpo é detectado, medido e visualizado. A imagem resultante, **o "termograma"**, é uma visualização da distribuição do calor na superfície do corpo. Este calor é emitido naturalmente em resultado do funcionamento normal do corpo, de uma doença ou de uma lesão.[9]

O método de termografia mais utilizado é a **"termografia por infravermelhos"**. A radiação térmica (infravermelhos) que emana da pele é recolhida de forma semelhante à utilizada na fotografia com prata.

Os infravermelhos são então transformados eletronicamente num sinal que é utilizado para gerar uma imagem num tubo de raios catódicos (ecrã de televisão). Esta imagem é então visualizada em tempo real e as observações são utilizadas para ajustar corretamente o equipamento.[30]

Os termogramas coloridos estão a ser experimentados por muitos investigadores e espera-se que proporcionem resoluções mais elevadas. A diferença de cor pode representar uma mudança de cor tão pequena como 0,1°C.

Gratt BM et al. utilizaram esta técnica para diferenciar a dor dentária habitual da odontalgia atípica. A propagação da infeção na celulite e na cefaleia vascular, etc., tem características imagiológicas específicas.

Fotografia a preto e branco de um termograma facial multicolorido. A seta indica a emissão de calor no mento direito. Este doente tem um défice do nervo alveolar inferior direito, resultante de um traumatismo do implante cirúrgico.

Esta modalidade pode complementar os exames de TC e RMN e fornecer boas indicações para o diagnóstico diferencial. A disfunção interna da articulação temporomandibular é outra área que requer a utilização desta modalidade. As impressões podem ser tiradas em película Polaroid para fins de arquivo ou visualizadas num ecrã de computador.[9]

Indicações:-

1. Disfunção interna da articulação t-emporomandibular.
2. Osteoartrite da articulação temporomandibular.
3. Artralgia
4. Disfunção ligeira da articulação temporomandibular

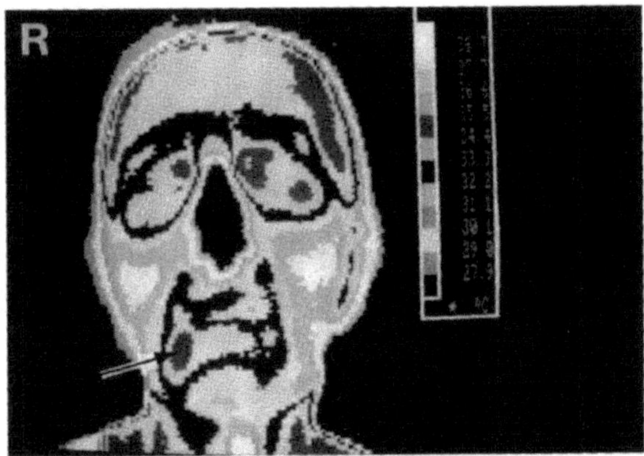

Fig21:Termografia eletrónica

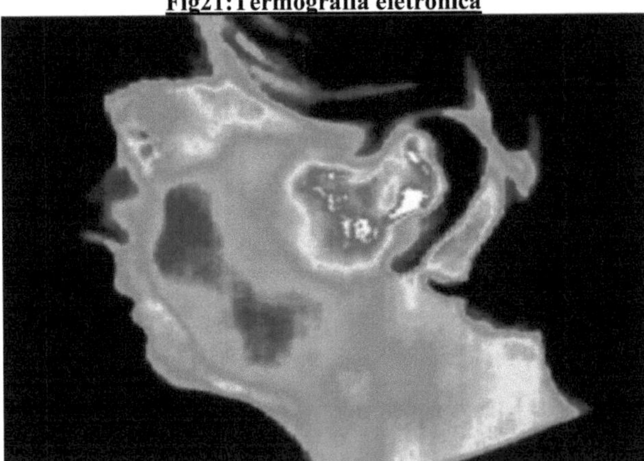

13 TOMOGRAFIA

A tomografia é um processo pelo qual é produzida uma camada de imagem do corpo, enquanto as imagens das estruturas acima e abaixo desta camada são tornadas invisíveis por um efeito de desfocagem.

Numa radiografia normal, o carácter do padrão formado na radiografia pelas estruturas anatómicas de interesse é muitas vezes parcial ou por vezes completamente obscurecido pelas sombras projectadas por estruturas sobrepostas ou subjacentes. 9

Em muitos casos, a distinção pode ser feita escolhendo uma orientação adequada do doente, mas noutros casos é necessário utilizar uma técnica conhecida como "radiografia transversal do corpo" ou "tomografia". A tomografia pode ser classificada em vários tipos.[34]

i.   Tomografia convencional

ii.   Tomografia computorizada

iii.   Três dimensões C T

iv.   Tomografia computorizada em espiral

v.   Tomografia de emissão

A utilização da tomografia computorizada para o diagnóstico de perturbações da ATM remonta ao final da década de 1980. Huls et al (com o apoio da Siemens) compilaram os estudos de caso mais completos de pacientes com ATM examinados por TC.

A tomografia computorizada é frequentemente utilizada para diagnosticar luxações do disco, fracturas do côndilo, alterações ósseas degenerativas e anquilose. A artrografia é combinada com a tomografia computorizada, o que melhora a exatidão do diagnóstico das perturbações internas da ATM.

Os primeiros estudos mostraram, em comparação com os achados cirúrgicos, que as luxações discais representavam cerca de 81% do número total de DTMs (estudos posteriores mais pormenorizados mostraram que representavam apenas 66%). O mesmo resultado foi obtido em estudos de alterações ósseas degenerativas. Verificou-se também que as pequenas luxações discais não podiam ser detectadas por tomografia computorizada.

perfurações. Nos estudos mais recentes, a tomografia computorizada foi considerada um bom método, mas menos prático do que a ressonância magnética.[31]

I. <u>TOMOGRAFIA CONVENCIONAL</u>

Tomografia é um termo genérico, formado a partir das palavras gregas tomo (fatia) e graph (imagem), que foi adotado em 1962 pela Comissão Internacional de Unidades e Medidas Radiográficas para descrever todas as formas de radiografia de secções do corpo.[9]

A radiografia transversal é uma técnica radiográfica especial que nos permite visualizar uma parte da anatomia do paciente, desfocando as áreas da anatomia do paciente acima e abaixo da parte em questão.

Isto é conseguido através do movimento sincronizado do filme e do tubo em direcções opostas, em torno de um fulcro (ou seja, o plano de interesse no corpo do doente). Os objectos mais próximos da película são vistos com nitidez, enquanto os objectos mais afastados ficam completamente desfocados.[33]

A espessura da camada de imagem depende do ângulo de rotação ou da amplitude de movimento do tubo. Por exemplo, se o trajeto do tubo de raios X for curto e o ângulo for pequeno, a camada de imagem é relativamente espessa, ao passo que, se o ângulo de movimento aumentar, a espessura da camada de imagem diminui.[33]

Um certo grau de degradação da imagem também ocorre dentro da camada de imagem. A maior desfocagem ocorre na periferia da camada de imagem e a imagem mais nítida encontra-se no centro.

Os princípios da tomografia podem ser aplicados mecanicamente de várias formas.

- O tubo e a película movem-se sincronizadamente em linha reta e em direcções opostas em planos paralelos.

• O tubo e a película movem-se sincronizadamente em direcções opostas em planos paralelos, mas com movimentos diferentes da linha reta, ou seja, movimentos circulares, cruzados, espirais, hipocicloidais, tri-espirais e outros movimentos multidireccionais.

    • O tubo de raios X pode mover-se num arco em vez de num plano.

A desfocagem de objectos fora de um plano focal é mais eficazmente conseguida por movimentos compostos do tubo de raios X e menos eficazmente por movimentos simples. Existem duas opções básicas de conceção utilizadas na maioria dos equipamentos:

i. Sistema de fulcro ajustável - a camada de imagem ou o plano de focagem é alterado através do ajuste do ponto de rotação conhecido como fulcro. A desvantagem deste sistema é o facto de as imagens produzidas terem um grau de ampliação diferente, dependendo da posição relativa do fulcro entre o tubo e o filme.

ii. O segundo modelo é concebido de modo a que a distância entre o ponto de apoio e o tubo e entre o ponto de apoio e a película permaneça constante. Neste caso, a película e o tubo de raios X passam em direcções opostas através de arcos proporcionais. Aqui, o objeto de interesse é posicionado em relação ao plano focal e todas as imagens têm o mesmo grau de ampliação.

As vistas tomográficas são utilizadas para examinar as várias estruturas do rosto.[36]

i. Tomografia dos seios paranasais.

Oferece as seguintes vantagens

• Permite uma avaliação mais exacta das patologias sinusais, que são mal visualizadas pela radiografia de rotina.

- Quando a patologia é fortemente suspeita clinicamente, mas as radiografias são negativas.

  - Os seios esfenoidal e etmoidal são melhor visualizados.

ii. Tomografia dos ossos da face para o estudo das fracturas faciais.

  - Extensão das fracturas da erupção orbital.

iii. Tomografia da mandíbula.

iv. Tomografia da articulação temporomandibular, nomeadamente quando o doente não pode abrir a boca ou em associação com a artrografia.

v. Para pacientes com implantes dentários.

II. <u>TOMOGRAFIA COMPUTORIZADA (CT)</u>

Uma imagem de TAC é uma representação da anatomia de uma fatia fina do corpo com base em múltiplas medições de absorção de raios X efectuadas na periferia do corpo. [9]

O primeiro aparelho de TAC foi desenvolvido em 1972 por Godfrey Housenfield. O scanner é uma técnica de imagiologia digital e matemática que cria cortes tomográficos em que a camada tomográfica não é contaminada por estruturas desfocadas da anatomia adjacente. Permite diferenciar e quantificar os tecidos duros e moles e é um procedimento não invasivo.

Os scanners de TAC utilizam raios X para produzir imagens transversais, mas a película de raios X é substituída por detectores de gás ou de cristal altamente sensíveis. Os detectores medem a intensidade do feixe de raios X emitido pelo doente e convertem-na em dados digitais que são armazenados e manipulados pelo computador. A informação digital é convertida em níveis de cinzento que representam as diferentes densidades dos tecidos, gerando uma imagem visual.[9]

a) Isto permite obter cortes tomográficos do corpo.

b) Tem a capacidade de detetar diferenças mínimas nas alterações dos tecidos.

c) Fornece informações quantitativas muito precisas sobre os tecidos visualizados.

Indicações[9]

1. Investigação de doenças intracranianas, incluindo tumores, hemorragias e enfartes.

2. Investigações de suspeitas de lesões intracranianas e da espinal medula na sequência de traumatismos da cabeça e do pescoço.

3. Avaliação das fracturas envolvendo :

- As órbitas e o complexo nasoetmoidal.

- A base do crânio.

- O tornozelo odontoide.

- A coluna cervical.

4. Estadio do tumor - avaliação do local, tamanho e extensão dos tumores benignos e malignos que afectam :

- O antra maxilar

- A base do crânio

- A região pterigoide

- A faringe e a laringe.

5. Investigação de tumores e de edemas discretos semelhantes a tumores, intrínsecos e extrínsecos às glândulas salivares.

6. Exame da articulação temporomandibular:-.

a) Malformação da articulação facial e do esqueleto

b) Doença articular degenerativa avançada com dor

c) Síndrome de "bloqueio da coroideia

d) Artropatia pós-traumática refractária à terapia

e) anquilose

f) Artrite reumatoide, osteomielite

g) Acompanhamento pós-operatório

7. Avaliação pré-operatória da altura e espessura do osso alveolar maxilar antes da inserção do implante.

Princípio básico e aquisição de dados

O conceito fundamental é que a estrutura interna de um objeto pode ser reconstruída a partir de múltiplas projecções. O objetivo do scanner é recolher uma grande quantidade de dados ao longo de uma linha fina de secções transversais bidimensionais e reconstruir a estrutura dentro dessa fatia.

São utilizadas técnicas numéricas para que o plano do objeto possa ser considerado como uma fatia de largura variável (3D) subdividida numa matriz quadrada de elementos de atenuação (pixels) com um coeficiente de atenuação linear.

Vantagens da tomografia computorizada [37, 34]

As relações estruturais entre tecidos duros e moles podem ser observadas diretamente. É possível distinguir diferenças entre tecidos cuja densidade física difere em menos de 1%.

- A possibilidade de rodar imagens e de adicionar ou subtrair elementos estruturais permite estudar relações.

- As estruturas adjacentes podem ser separadas e as superfícies normais ocultas podem ser examinadas em pormenor.

- Podem ser efectuadas medições lineares e volumétricas precisas.

- As alterações nas medições lineares ou volumétricas podem ser determinadas por exames sequenciais (por exemplo, remodelação óssea). Elimina a sobreposição de imagens de estruturas fora da área de interesse.

- Um único procedimento de imagiologia por TC constituído por vários exames contíguos ou um único exame helicoidal pode ser visualizado como imagens nos planos axial, coronal ou sagital, dependendo da tarefa de diagnóstico (imagiologia multiplanar reformatada).

Limites e desvantagens [37, 34, 9]

- Como as medidas ou píxeis que compõem a imagem representam subdivisões discretas do espaço, o efeito de desfocagem é muito maior do que nos sistemas de raios X convencionais.

- A resolução da imagem também é limitada pelo tamanho da imagem. representado pelo pixel, que é geralmente superior a

o tamanho dos pontos de prata que constituem os raios X convencionais.

- O detalhe de uma imagem de TC é tão fino como o obtido noutros raios X.

- A sua aplicação no acompanhamento longitudinal de implantes é limitado e contraindicado devido à presença de um

o artefacto de imagem criado pelos metais que mascararia a

informações.

- Os objectos metálicos, como as obturações, produzem estrias pronunciadas.

artefactos em toda a imagem de TC

- O equipamento é muito caro

III. <u>TOMOGRAFIA COMPUTORIZADA TRIDIMENSIONAL</u>

O desenvolvimento da TC helicoidal combinado com técnicas de renderização tridimensional resultou em imagens tridimensionais de alta qualidade que podem ser utilizadas para diagnóstico por imagem e investigação biomédica em medicina dentária. As imagens de TC 3D têm sido utilizadas para o diagnóstico e planeamento do tratamento de várias lesões. Este artigo destaca os desenvolvimentos na imagiologia por TC 3D e a forma como esta modalidade pode ser utilizada na região dentomaxilofacial.[34]

Aquisição de dados por tomografia computorizada[30]

Nos exames de TC da região maxilofacial, é necessária uma potência de alta resolução porque a área de interesse é específica. Os scanners de TC helicoidais geram dados de imagem adequados para criar imagens tridimensionais com menos tempo de exame e menos radiação do que os scanners de TC convencionais.

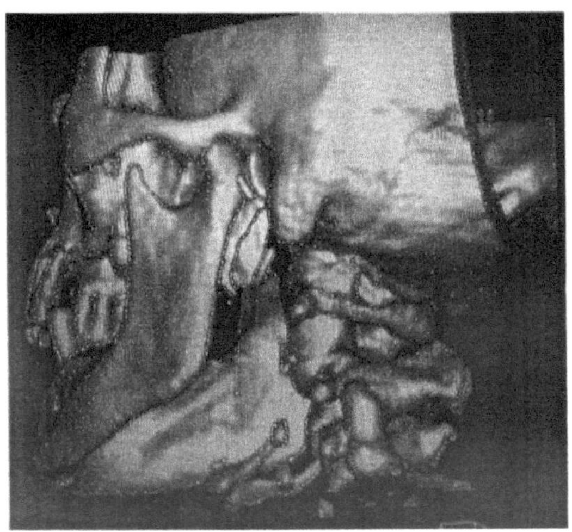

Estas máquinas mais recentes estão equipadas com um scanner de rotação contínua e um sistema de transporte de objectos (movimento da mesa). A maioria do software de renderização tridimensional atual requer conjuntos de dados contínuos de vários cortes axiais de TC bidimensionais para gerar imagens tridimensionais.[38]

Embora os dados de alta resolução gerados por tomógrafos helicoidais sejam preferidos para a obtenção de imagens tridimensionais, as imagens tridimensionais também podem ser geradas por tomógrafos convencionais (não helicoidais) quando são seleccionados os parâmetros de exame adequados. Os autores examinam os maxilares utilizando dados obtidos com uma velocidade de avanço da mesa de 1 a 3 mm por rotação.

iv. TOMOGRAFIA COMPUTORIZADA EM ESPIRAL

Princípio

O varrimento helicoidal utiliza um anel deslizante de terceira ou quarta geração. O anel deslizante é um contacto circular com escovas deslizantes que permite a rotação contínua da gantry. Quando o exame começa, o tubo de raios X roda continuamente sem inverter. À medida que a gantry roda, a mesa é movida simultaneamente e os dados são recolhidos continuamente. Estes dados podem ser reconstruídos em qualquer posição do eixo Z ao longo do doente.

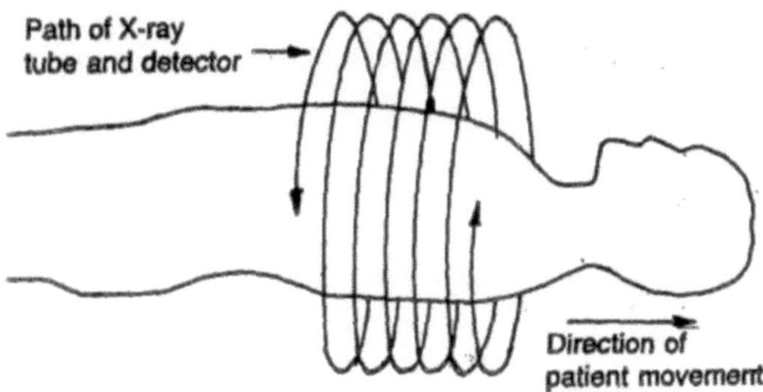

Fig22: Trajetória em espiral na superfície do doente

Ao evitar o tempo necessário para indexar a mesa, o tempo total de exame para obter imagens de um doente inteiro pode ser muito mais curto. Consequentemente, o exame helicoidal permite a utilização de menos agente de contraste, uma vez que o tempo total de exame é mais curto e aumenta à medida que o doente passa pelo aparelho. Além disso, em alguns casos, todo o exame pode ser efectuado numa única inspiração do doente, evitando assim a aquisição de um nível de inalação consistente.

[0]À medida que o doente se move para a frente enquanto a gantry roda, não é medido um conjunto completo de 360 projecções para cada corte do doente, pelo que, para produzir uma reconstrução da secção plana do doente, os dados em bruto dos conjuntos de dados helicoidais são intercalados para aproximar a aquisição dos dados de reconstrução da planta.

[3034]Vantagem [,,38]

1. Sem artefactos de movimento

2. Deteção de lesões melhorada

3. Volume parcial reduzido

4. Imagem multiplanar

5. Contraste optimizado

[30]Desvantagem [,34]

1. Aumento do ruído da imagem

2. Resolução reduzida

3. Aumento do tempo de processamento

V. <u>TOMOGRAFIA POR EMISSÃO (ECT)</u>

O objetivo final da medicina nuclear é fornecer um mapa tridimensional preciso da distribuição de um radiofármaco num doente e, possivelmente, medir as alterações na distribuição ao longo do tempo. A imagiologia planar convencional fornece apenas uma projeção bidimensional de uma distribuição tridimensional da atividade. A **tomografia de emissão** fornece uma distribuição tridimensional in vivo de radiofármacos no corpo, gerada a partir de um conjunto de imagens de projeção bidimensional. A ECT melhora o contraste e a quantificação da imagem. Pode ser dividida em **tomografia computorizada por emissão de fotão único (SPECT) e tomografia por emissão de positrões** (PET).

A SPECT consiste na deteção dos raios gama emitidos individualmente (fotão único) por radionuclídeos como o tecnécio-99m e o tálio-201.

A PET utiliza a deteção por coincidência de fotões de aniquilação de 511 kV emparelhados de radionuclídeos emissores de positrões, como o carbono-11, o azoto-13, o oxigénio-15 e o flúor-18.

Tomografia computorizada de emissão de fotão único (SPECT)[34, 39]

O SPECT Tc-MDP (tecnécio-99mm metileno difosfato) é uma técnica especial que, graças à aquisição de imagens multiplanares, permite a reconstrução dos planos transaxial, coronal e sagital, bem como imagens 3D.

A maioria das câmaras gama actuais pode ser utilizada para a obtenção de imagens planares e tomográficas. São constituídas por um sistema com uma, duas ou três cabeças, capazes de rodar 360° em torno do doente. A sensibilidade de um sistema SPECT é proporcional ao número de detectores. Podem ser utilizados colimadores de orifício paralelo, de orifício convergente, de fenda, de pinhole ou focados para otimizar a resolução espacial, a eficiência da deteção e a dimensão do campo de visão. As imagens de projeção SPECT representam perfis de atividade medidos a partir de muitas vistas angulares em torno do doente. Uma vez adquirido um conjunto de projecções, este pode ser reconstruído em conjuntos de cortes transaxiais, coronais e sagitais através do corpo. Originalmente, as reconstruções eram normalmente efectuadas utilizando o algoritmo de retroprojeção filtrada, mas com o aumento da velocidade dos computadores, os algoritmos de reconstrução mais rápidos tornaram-se mais comuns. O mais utilizado é o algoritmo Ordered Subset Expectation Maximum Likelihood (OSEM-ML). Ao melhorar o contraste e a localização, a imagem SPECT aumenta a sensibilidade e a especificidade da deteção de doenças.

[16]O fluxo sanguíneo cerebral regional e a imagem de perfusão óssea e miocárdica são bem estudados por SPECT.

INDICAÇÕES :

a)   Deslocação anterior

b)   Perturbação interna

Tomografia por emissão de positrões (PET) [39]

A deteção de fotões emparelhados emitidos simultaneamente após a aniquilação de um positrão requer detectores colocados de cada lado da região onde os positrões sofrem a aniquilação. Estes detectores estão ligados a um circuito eletrónico que só regista um acontecimento se os dois detectores registarem uma interação de fotões quase ao mesmo tempo. Como os fotões são emitidos a 180° de distância, sabemos que a aniquilação ocorreu algures ao longo da linha que liga os pontos onde são detectados. Isto significa que é possível adquirir e reconstruir uma imagem tomográfica sem colimação mecânica. Por conseguinte, a PET pode potencialmente oferecer uma sensibilidade muito mais elevada e uma melhor resolução do que a SPECT. A imagiologia PET pode ser realizada utilizando câmaras PET dedicadas ou câmaras gama de cabeça dupla (ou tripla) modificadas. Uma câmara PET dedicada consiste normalmente num anel de detectores discretos de cristais de germanato de bismuto (BGO) e, como tal, está optimizada para a deteção de raios gama de 511 kV e para funcionar com taxas de contagem muito elevadas. As câmaras PET dedicadas são, por conseguinte, geralmente melhores para a imagiologia PET do que os sistemas PET com câmara gama, embora a evolução destes últimos esteja a melhorar a sua capacidade de paragem e contagem de raios gama de 511 kV e o seu desempenho PET possa em breve ser comparável ao dos sistemas dedicados.

Outra vantagem da imagiologia PET é o tipo de radiofármacos que podem ser utilizados. [8,13,15,18] A maioria das moléculas fisiológicas é composta por carbono, azoto e oxigénio, o que torna possível marcá-las com C, N, O e F, que são emissores de positrões. Este facto proporciona aos clínicos e investigadores uma ferramenta única para estudar e quantificar as funções fisiológicas e patológicas dos tecidos e órgãos humanos. Os radiofármacos PET podem ser utilizados, por exemplo, para medir a utilização da glicose e do oxigénio em tumores ou para quantificar o fluxo sanguíneo cerebral ou do miocárdio.

VI. RADIOGRAFIA DE FEIXE CÓNICO

A tomografia convencional e a tomografia computorizada têm sido as técnicas de eleição para a obtenção de imagens do osso e dos tecidos dentários duros dos maxilares para a avaliação de patologias, traumatismos e planeamento de tratamentos para implantes dentários. [9]

Nos últimos anos, foi introduzido um novo método denominado tomografia computorizada de feixe cónico (CBCT). Poderá revelar-se um método de diagnóstico oral mais eficaz e económico do que a tomografia convencional ou a tomografia computorizada.[9]

A CBCT utiliza um feixe de raios X redondo ou retangular em forma de cone centrado num sensor de raios X bidimensional para rodar 360 graus em torno da cabeça do doente.[39]

Durante o exame, é adquirida uma série de 360 exposições ou projecções, uma para cada grau de rotação, fornecendo os dados digitais em bruto para a reconstrução do volume exposto por um algoritmo informático.

Dependendo do equipamento, os tempos de digitalização variam entre 17 segundos e pouco mais de um minuto.

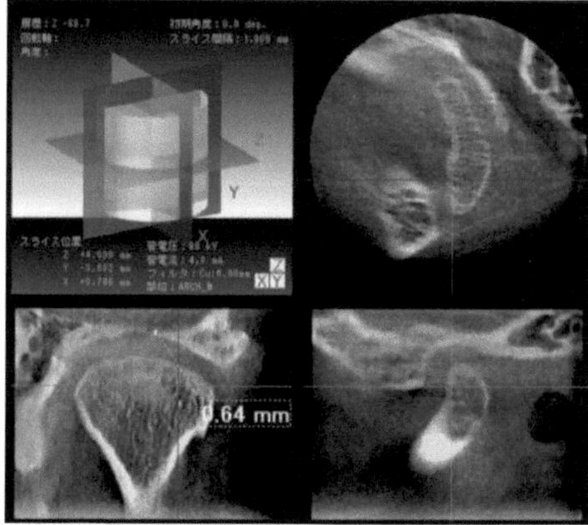

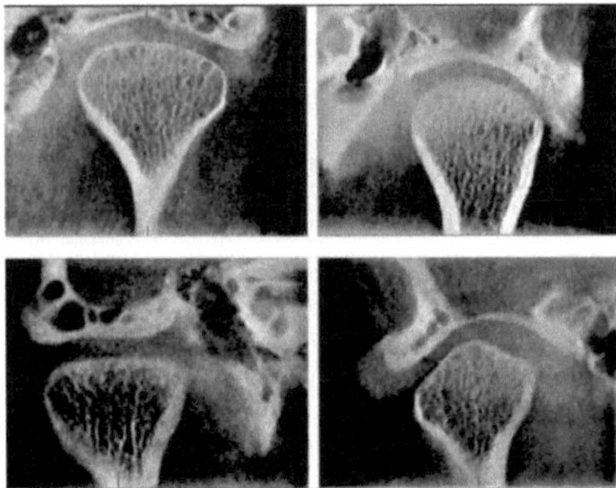

A reformatação multiplanar da reconstrução primária fornece imagens tridimensionais e bidimensionais de qualquer plano selecionado.[39]

A resolução visual destes sistemas varia até cerca de 2 l p/mm, quatro vezes superior à da tomografia computorizada. As imagens finais podem ser impressas à escala 1:1 com uma precisão geométrica de 2% ou menos.

O equipamento de TCFC é menos dispendioso do que o de TC e tem sido referido que não requer os serviços dispendiosos e de mão de obra intensiva exigidos pela TC. Além disso, a dose de radiação administrada ao doente após um exame de TCFC pode ser 3% a 20% inferior à de um exame de TC convencional, dependendo do equipamento utilizado e da área examinada.[40]

14 RESSONÂNCIA MAGNÉTICA (MRI)

Atualmente, a RM é considerada a modalidade de imagem ideal para o diagnóstico de DTM. [4]Trata-se de uma técnica não invasiva que oferece uma elevada precisão de diagnóstico das alterações ósseas e dos tecidos moles intra e extra-articulares. A ressonância magnética é uma modalidade moderna de imagiologia capaz de produzir imagens de secções transversais do corpo humano em qualquer plano sem expor o doente a radiações ionizantes. As imagens de ressonância magnética são produzidas pela interação dos núcleos de hidrogénio do corpo, campos magnéticos de alta energia e impulsos de radiofrequência.

Magnético - Poder de atração (muito atraente)

Atrativo - Funciona por magnetismo.

Ressonância - Reforço ou extensão do som por reflexão, como nas paredes de um espaço oco.

Imagiologia - Aplicação clínica de uma fonte de energia externa para produzir uma imagem da morfologia interna dos doentes.

A RM foi utilizada pela primeira vez na década de 1980 com a introdução da chamada bobina de superfície para o exame e visualização das estruturas da ATM. Em comparação com a artrografia e a tomografia computorizada, a RM é mais precisa na identificação de alterações ósseas degenerativas (60-10%) e de deslocações discais (73-95%).

A ressonância magnética (MRI) é um método não invasivo de mapeamento da estrutura interna do corpo que evita completamente a utilização de radiação ionizante e parece ser seguro. Utiliza impulsos de radiofrequência (RF) na presença de campos magnéticos cuidadosamente controlados para produzir imagens transversais de alta qualidade do corpo em qualquer plano. [30, 33, 34]

Descreve a distribuição dos núcleos de hidrogénio nos diferentes tecidos e o seu movimento na água e nos lípidos. A RM tem a vantagem de poder manipular o contraste entre os diferentes tecidos, a fim de realçar as alterações patológicas, modificando o padrão dos impulsos de radiofrequência aplicados.[9]

Nos últimos dez anos, passámos rapidamente de um período em que trabalhávamos em protótipos de laboratório para a instalação generalizada de máquinas para utilização clínica.[30, 9]

Indicações[9]

1.   Avaliação das lesões intracranianas que envolvem, nomeadamente, a fossa craniana posterior, a hipófise e a espinal medula.

2.   Estadiamento de tumores - avaliação do local, tamanho e extensão de tumores de tecidos moles e lesões semelhantes a tumores envolvendo - glândulas salivares, faringe, laringe.

3.   Exame da articulação temporomandibular para mostrar os componentes dos tecidos duros e moles da articulação, incluindo o disco.

Física básica e princípios da imagiologia por ressonância magnética[30, 37]

A ressonância magnética é definida como o aumento da absorção de energia que ocorre quando os núcleos de átomos ou moléculas localizados num campo magnético externo são expostos a energia de radiofrequência (KF) a uma frequência específica denominada frequência LARMOR ou de RESSONÂNCIA.

Os núcleos de certos átomos, quando colocados num campo magnético, absorvem e emitem energia numa frequência específica. O espetro da energia absorvida depende do núcleo observado no seu ambiente químico. Os núcleos adequados para a RMN são aqueles que têm um número ímpar de protões ou neutrões e que, portanto, têm uma carga líquida e um momento angular. Devido à combinação de carga e momento angular, estes núcleos comportam-se como dipolos magnéticos. Quase todas as imagens produzidas até à data foram produzidas pelo magnetismo nuclear do núcleo de hidrogénio (ou protão), que é um núcleo particularmente favorável do ponto de vista da RMN e está presente em praticamente todos os materiais biológicos. Outros núcleos magnéticos naturais de interesse incluem o fósforo (P), o sódio (Na), o carbono (C) e o potássio (K).

O protão pode ser considerado como uma pequena barra magnética livremente suspensa, que gira rapidamente em torno do seu eixo magnético. Quando grupos de protões são colocados em campos magnéticos uniformes, o momento magnético sofre um binário que tende a fazê-los rodar paralelamente à direção do campo. Num campo magnético intenso, um maior número destes dipolos magnéticos nucleares sofre um binário, que tende a fazê-los rodar paralelamente à direção do campo. Num campo magnético forte, um maior número destes dipolos magnéticos nucleares alinham-se com o campo magnético estático aplicado do que contra ele. O resultado é uma magnetização clara na direção do campo.

A direção do campo magnético forte define convencionalmente o eixo "z", que se encontra geralmente ao longo do eixo longitudinal do doente no aparelho de imagiologia por RM. Os eixos x e y são perpendiculares ao eixo z e entre si e representam o plano transversal.

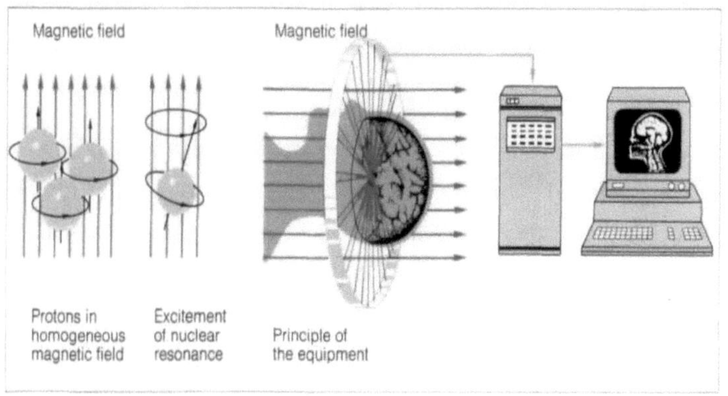

O poderoso campo magnético, que deve ser homogéneo num volume suficientemente grande para conter o corpo humano numa máquina de imagiologia por RM, é fornecido por um íman resistivo, permanente ou supercondutor.

As intensidades do campo magnético atualmente utilizadas para imagiologia clínica. Este é essencialmente o método de RMN pulsada, e o sinal elétrico que se acumula após um impulso de RF é conhecido como decaimento por indução livre ou FID. A magnitude e o comprimento do FID são determinados pelos tempos de relaxamento nuclear, que reflectem os movimentos moleculares.

O primeiro destes tempos de relaxação, T_1 ou tempo de relaxação longitudinal, representa o tempo necessário para que o sistema de núcleos regresse ao equilíbrio térmico após o impulso de RF. O segundo tempo de relaxação, T, indica o tempo de decaimento caraterístico do FID e é devido à mudança de fase irreversível da precessão inicialmente coerente dos núcleos após o impulso de RF. Em líquidos ou sistemas que contêm protões móveis, T_{T_1} é aproximadamente a unidade, enquanto que em sólidos T/T_1 é muito pequeno. Ao contrário das imagens de TC, em que o contraste é determinado por diferenças num parâmetro (o coeficiente de atenuação linear dos raios X (p)), vários parâmetros (incluindo a densidade nuclear, T_1 e T) influenciam o sinal de RM. Além disso, o material subsequente no plano da imagem pode alterar o contraste. As variações de protões T_1 e T_2 entre tecidos são geralmente muito maiores do que as variações de densidade de protões, pelo que as imagens que dependem muito de T_1 ou T_2 têm um contraste mais elevado.

Contraste dos media[34]

Os agentes de contraste para RM oferecem uma solução alternativa para ultrapassar algumas das limitações da RM normal. Os agentes de contraste modificam o tempo de relaxamento dos tecidos, pelo que podem ser utilizados para manipular a intensidade do sinal.

Muitos produtos de contraste são

- Gadolínio

- Ferrite

- Ferroxamina metanossulfonato

- Ferro (III) etileno-bis-(2-hidroxifenilglicina) (Fe-EHPG.)

Artefactos de ressonância magnética[30, 34]

- Artefactos de campo estático e magnético.

- Artefactos de campo de radiofrequência.

- Artefactos de gradiente.

- Artefactos de amostragem.

- Artefacto de deslocamento químico.

- Também conhecido como.

- Corrente de Foucault.

- Artefactos de movimento.

- Artefactos de pulso.

- Artefactos de material dentário.

- Artefactos cosméticos orbitais.

Benefícios[30, 33]

- Sem radiação ionizante.

- Nenhum efeito biológico devido à falta de exposição à radiação.

- Maior contraste de tecidos moles.

- É possível efetuar uma excelente diferenciação de tecidos moles entre tecidos normais e anormais.

- Os vasos sanguíneos são claramente visíveis.

- A área do corpo fotografada na RM é controlada eletronicamente e é possível obter imagens multiplanares directas sem reorientar o doente.

- Podem ser construídas imagens de alta resolução em todos os planos.

- Não há necessidade de melhorar as imagens utilizando produtos de contraste intravenoso, com os riscos associados.

Limites e desvantagens[30, 34]

- Caro.

- Risco potencial colocado pela presença de metais ferromagnéticos perto do íman de imagiologia.

- Os doentes com pacemakers, bombas de insulina e implantes ferromagnéticos não podem ser examinados por RM.

- Os objectos metálicos na cavidade oral, como aparelhos, coroas, etc., podem causar artefactos.

- Os tubos traqueais terminais devem ser substituídos por tubos de plástico.

- Procedimento de claustrofobia.

- Tempos de imagem relativamente longos.

- O osso cortical não é visualizado; o sinal obtido refere-se apenas à medula óssea.

- O equipamento é muito caro. As instalações não estão amplamente disponíveis.

15 MEDICINA NUCLEAR (CINTIGRAFIA)

Uma doença humana pode existir sem quaisquer alterações anatómicas específicas. As alterações observadas podem ser simplesmente os efeitos subsequentes de um processo bioquímico que não é detectado até ao aparecimento de sintomas físicos. A imagiologia com radionuclídeos (ou imagiologia funcional) é o único meio de avaliar as alterações fisiológicas que resultam diretamente de uma alteração bioquímica.

A imagiologia com radioisótopos utiliza compostos radioactivos que têm uma afinidade por determinados tecidos, conhecidos como tecidos-alvo. Estes compostos radioactivos são injectados no doente, concentram-se no tecido alvo e as suas emissões de radiação são depois detectadas e visualizadas, normalmente utilizando uma câmara gama. Esta investigação permite examinar a função e/ou a estrutura do tecido alvo, tanto em condições estáticas como dinâmicas.

A cintigrafia é utilizada para identificar alterações precoces no esqueleto da ATM que também podem levar a anomalias do disco articular. O radionuclídeo 99mTc é utilizado para o exame. A articulação temporomandibular é ideal para o que é conhecido como SPECT (tomografia computorizada de emissão de fotão único), uma vez que é uma articulação relativamente pequena localizada perto da base do crânio e dos seios paranasais. Ao contrário de uma imagem bidimensional, a SPECT pode, portanto, mostrar a ATM separadamente das áreas de elevada densidade óssea. A sensibilidade do exame com radionuclídeos é elevada, mas a sua especificidade é baixa. Qualquer inflamação, traumatismo ou tumor aumenta a concentração local de isótopos. Por este motivo, muitos estudos indicam que o exame com radionuclídeos só é relevante como método de rastreio.

Indicações[30, 16, 33]

- Investigações sobre as funções das glândulas salivares.

- Estádio do tumor - avaliação dos locais e da extensão das metástases ósseas.

- Avaliação de enxertos ósseos.

- Avaliação da continuação do crescimento em casos de hiperplasia condilar.

- Exame da tiroide.

- Exames cerebrais e avaliação da rutura da barreira hemato-encefálica.

Os procedimentos de medicina nuclear são semelhantes aos da radiologia de diagnóstico convencional, na medida em que a ionização (raios X com energias de 20 a 510 kiloelectrões-volt) é utilizada para gerar uma imagem e é produzida uma película semelhante a uma radiografia.

No entanto, existem algumas diferenças importantes:

- O paciente, e não a máquina, é a fonte de radiação.

- O instrumento de deteção é diferente.

- Os procedimentos de medicina nuclear são altamente sensíveis.

- Os procedimentos de medicina nuclear não são muito específicos.

Princípios:

- Os raios X e a medicina nuclear têm em comum a utilização de radiações ionizantes. As imagens de raios X são produzidas através do registo da absorção diferencial dos raios X pelos tecidos do corpo.

- As imagens de medicina nuclear são obtidas através do mapeamento da distribuição da radioatividade no corpo.

- Para produzir uma imagem de medicina nuclear, é necessário efetuar vários passos importantes:

1. Um produto farmacêutico com um comportamento biológico adequado é selecionado e ligado a um material radioativo que não altera o seu comportamento biológico. O composto radioativo resultante é um radiofármaco.

2. Uma vez administrado ao doente, os detectores de radiação são

utilizados para registar a distribuição espacial e temporal do agente radiofarmacêutico no corpo.

3.   O processamento informático destes dados fornece informações fisiológicas ou metabólicas únicas que são impossíveis de obter com outras modalidades de imagem.

Física fundamental da radioatividade [34]

Em 1896, Henri Becquerel descobriu que o urânio emitia raios que penetravam no papel e escureciam uma chapa fotográfica numa câmara escura. Em 1998, Marie Curie descobriu o polónio e o rádio e aplicou o termo radioatividade ao comportamento específico destes elementos.

Um nuclídeo é uma espécie nuclear com um determinado número de protões e electrões e um determinado estado energético. Os radionuclídeos (ou nuclídeos radioactivos) têm a caraterística de ter núcleos instáveis, o que significa que sofrem uma alteração espontânea, conhecida como decaimento radioativo, libertando radiação ionizante para atingir um estado estável. O núcleo inicial instável é normalmente designado por núcleo parental e o produto final mais estável é designado por produto secundário. Um produto secundário pode também ser instável e sofrer um novo decaimento. Os nuclídeos com o mesmo número atómico mas com um número de massa diferente são designados por isótopos. Os radioisótopos são nuclídeos de rádio pertencentes a uma família de isótopos, por exemplo, I-123 e I-131 são radioisótopos. A constante de decaimento é a fração constante de um radionuclídeo que decai num determinado intervalo de tempo. É a mesma para todas as amostras de um determinado radionuclídeo, mas é diferente para radionuclídeos diferentes.

A radioatividade pode ser definida como a capacidade dos radionuclídeos de emitirem radiações ionizantes ao sofrerem um decaimento espontâneo e não controlado. Existem dois tipos de radioatividade: a radioatividade natural e a radioatividade artificial. A radioatividade natural é a propriedade dos radionuclídeos que ocorrem naturalmente, como o urânio. A radioatividade artificial diz respeito aos radionuclídeos artificiais, como o radio-cobalto; trata-se de radionuclídeos cuja forma estável foi irradiada por partículas subatómicas (neutrões, deuterões, etc.) em dispositivos especiais de alta energia, como os reactores nucleares ou os ciclotrões. A unidade SI de atividade é o Becquerel (Bq), equivalente a uma transformação nuclear por segundo. $3,7 \times 10^{10}$ Bq é equivalente a 1 Curie (Ci).

Tipos de radiação[30, 16]

Os nuclídeos de rádio emitem três tipos diferentes de radiação: (1) partículas alfa, (2) partículas beta e (3) raios gama. As partículas alfa e beta ionizam a matéria diretamente, enquanto os raios gama o fazem indiretamente, como os raios X.

1. As partículas alfa são simplesmente núcleos de hélio (compostos por 2 protões e 2 neutrões: 4He). As partículas alfa deixam o núcleo a grande velocidade, mas não conseguem penetrar na matéria a uma profundidade apreciável devido à sua elevada capacidade de ionização, sendo de facto absorvidas por uma vulgar folha de papel. O rádio e o rádon são os principais emissores alfa de interesse médico. Não têm qualquer utilidade prática na imagiologia médica nuclear. De facto, existiria um risco significativo para a saúde se fossem ingeridos ou inalados com uma dose elevada de radiação recebida pelas células que revestem o intestino delgado e as vias respiratórias.

2. As partículas beta são constituídas por electrões rápidos cuja velocidade é próxima da da luz. São menos fortemente ionizantes e podem penetrar na matéria a uma maior profundidade do que as partículas beta; o seu alcance máximo nos tecidos é de 1,5 mm. É necessário 1 mm de chumbo (ou 0,5 mm de platina) para as deter. É difícil detetar partículas beta fora do corpo devido ao seu curto alcance nos tecidos.

   Os radioisótopos que emitem apenas raios beta não são, portanto, adequados para a imagiologia em medicina nuclear, mas são úteis para a terapia.

3. Os raios gama (produzidos por uma transição isométrica) são ondas electromagnéticas de alta energia (fotões X) que viajam à velocidade da luz e são muito mais penetrantes do que os dois primeiros. Os raios gama são fisicamente idênticos aos raios X, com a diferença de que os raios gama provêm do núcleo atómico, enquanto os raios X provêm de processos electrónicos exteriores ao núcleo. São úteis para a imagiologia

em medicina nuclear, uma vez que as partículas de radiação não contribuem para a formação da imagem e apenas aumentam a dose de radiação recebida pelo doente.

Benefícios[16, 30]

- Baixa dose de radiação absorvida com meia-vida física curta.

- Muitas vezes disponível em formato livre.

Desvantagem[30]

- São muito dispendiosos e exigem pessoal e instalações consideráveis.

Reacções adversas aos agentes radiofarmacêuticos[35, 37]

Estima-se que a incidência global de reacções adversas devidas aos efeitos químicos e antigénicos da radiação após a administração de medicamentos radiofarmacêuticos seja inferior a 1 em 10.000. Os radiofármacos são considerados extremamente seguros, em especial quando comparados com os meios de contraste injectáveis.

A imagiologia por radionuclídeos baseia-se no método do radiotraçador, que pressupõe que os átomos ou moléculas radioactivos num organismo se comportam de forma idêntica aos seus homólogos estáveis, uma vez que são quimicamente indistinguíveis. Os radiotraçadores permitem medir as funções dos tecidos in vivo e fornecem um marcador precoce de doença através da medição de alterações bioquímicas. Os marcadores marcados com radionuclídeos são utilizados em quantidades muito inferiores às que são letais para as células.

Os vários marcadores marcados com radionuclídeos utilizados são os seguintes

- Pertecnetato de tecnécio (99m Tc-pertecnetato) - glândula salivar, tiroide, osso, sangue, fígado, pulmão e coração.

  - Iodo (131 I) - tiroide.

  - Gálio (67 Ga) - tumores e inflamação.

- Selénio (74 Se)

- Crípton (81 Kr)- pulmão

A utilização de marcadores para diagnóstico por imagem tornou-se possível com o desenvolvimento do scanner retilíneo e da câmara de cintilação gama. Estes dois instrumentos registam as emissões gama de doentes que tenham sido injectados com traçadores adequados. As câmaras utilizam um cristal de cintilação que tem a capacidade de emitir fluorescência quando interage com raios gama. A fluorescência é detectada por um tubo fotomultiplicador, que amplia e amplifica o sinal. O sinal amplificado é digitalizado e utilizado para produzir uma imagem através de um algoritmo informático. A utilização de um cristal de cintilação para obter os dados necessários para formar a imagem deu a esta técnica o nome de cintigrafia.

Os procedimentos mais recentes são os que utilizam :

- Tomografia computorizada de emissão de fotão único (SPECT)

- Tomografia por emissão de positrões (PET)

Benefícios[34, 30]

- A função do tecido alvo é estudada.

- Todos os tecidos-alvo semelhantes podem ser examinados num único exame, por exemplo, todo o esqueleto pode ser visualizado num exame ósseo.

  É possível efetuar análises informáticas e obter melhores resultados.

Desvantagens[30, 34]

- A resolução da imagem é baixa - muitas vezes apenas se obtém informação mínima sobre a anatomia do tecido alvo.

- A dose de radiação recebida por todo o corpo pode ser relativamente elevada.

- As imagens não são geralmente específicas de uma doença.

- Algumas investigações duram várias horas.

- O equipamento não está amplamente disponível.

16 DISCUSSÃO

A imagiologia da ATM é tecnicamente difícil devido à posição da articulação em relação a outras estruturas anatómicas complexas e radiologicamente densas no crânio. Várias técnicas radiográficas têm sido propostas para avaliar os componentes ósseos e de tecidos moles da ATM, incluindo radiografia transcraniana, tomografia convencional, tomografia computadorizada, artrografia, ressonância magnética, além da radiografia simples convencional e da radiografia panorâmica.[4, 7]

De acordo com HC Crow et al, a radiografia panorâmica tem um valor limitado no diagnóstico de DTM, e discrepâncias condilares menores podem não ter significado na DTM. [5]O estudo sugere que a imagem panorâmica deve ser utilizada quando o objetivo é identificar alterações ósseas grosseiras na ATM. De acordo com Petr Tvrdy, as desvantagens do ortopentomograma são o poder de resolução limitado e a incapacidade de identificar estruturas moles.[1]

De acordo com MD Serra et al, as radiografias transcranianas convencionais também têm sido amplamente utilizadas para avaliar o estado ósseo da ATM.[26] De acordo com Menezes AV et al, conclui-se que a radiografia transcraniana parece ser um método aceitável e que a sua aceitabilidade como método adjuvante na posição condilar não deve ser rejeitada.[27]

[1]De acordo com M. Alkhadeer et al, a TC ou a TCFC é considerada a modalidade de escolha para a imagiologia dos componentes ósseos da ATM, mas os doentes com DTM com deslocação anterior do disco confirmada pela redução ou deformidade do disco na RM são susceptíveis de ter anomalias ósseas na ATM e recomenda-se um exame adicional por TCFC. De acordo com JB Ludlow, a TCFC é uma alternativa menos dispendiosa à TC convencional, mas a dose da TCFC varia consideravelmente, dependendo da máquina, do campo de visão e de determinados

factores técnicos.[35]

Para a imagiologia dos tecidos moles, segundo GW Gynther, a artrografia e a ressonância magnética (RM) são os métodos radiográficos de eleição para a deteção de alterações dos tecidos moles na ATM. [88]Em comparação com a artrografia, a ressonância magnética é cada vez mais utilizada porque não há exposição a radiações ionizantes, é não-invasiva e a medula óssea do côndilo pode ser visualizada. De acordo com Y Hayakawa et al, a visualização simultânea das superfícies ósseas e dos tecidos moles, a deslocação e a deformação do disco podem ser reconhecidas num contexto 3D utilizando a RM de alta resolução.[33]

De acordo com Marcello Melis et al, a ultrassonografia é um procedimento de diagnóstico não invasivo e barato que demonstrou ser preciso para o diagnóstico de distúrbios do disco articular e derrame articular, mas é necessária mais investigação para evitar ou reduzir as limitações associadas à fraca acessibilidade das estruturas da ATM.[7] De acordo com M Gundappa et al, a radiografia simples e a radiografia digital podem diagnosticar a doença, mas não a sua natureza, ao passo que a ecografia fornece informações precisas sobre a natureza patológica da lesão.[28]

De acordo com A. Coutinho, as radiografias, as tomografias computorizadas e as ressonâncias magnéticas mostram a anatomia da região e ajudam no diagnóstico. No entanto, não revelam alterações metabólicas locais. Em medicina nuclear, a tomografia computorizada de emissão de fotão único (SPECT) é uma técnica especial que, graças à aquisição de imagens multiplanares, permite a reconstrução dos planos transaxial, coronal e sagital, bem como imagens em 3D.[34]

17 CONCLUSÃO

A articulação temporomandibular (ATM) é uma articulação gengivo-arteróide única que pode ser afetada por diferentes tipos de anomalias dos tecidos duros e moles1 . Graças aos recentes avanços na tecnologia de imagiologia, os radiologistas deram um grande contributo para a nossa compreensão dos distúrbios da ATM. Os distúrbios da ATM são variados, mas o mais comum é o desarranjo interno.

As disfunções temporomandibulares (DTM) também afectam os músculos mastigatórios. As causas das DTM podem ser muito mais complexas. O diagnóstico correto da disfunção da ATM não pode ser baseado apenas no exame clínico. Uma história fiável e um exame clínico do doente não são normalmente suficientes para fazer um diagnóstico preciso das disfunções da ATM.[3] A exatidão do diagnóstico de DTM baseia-se no exame clínico do paciente, complementado por imagens da ATM.[4]

A imagiologia da ATM está indicada em doentes com história de traumatismo, disfunção significativa, anomalias sensoriais ou motoras, alterações significativas na oclusão, anomalias ósseas, suspeita de infeção ou agravamento dos sintomas. A imagiologia da ATM também está indicada quando existe um historial de ATM e quando o plano de tratamento inclui um trabalho reconstrutivo ou ortodôntico extenso, uma vez que estes tratamentos podem alterar significativamente a oclusão e predispor o doente à recorrência dos sintomas da ATM. A escolha da técnica de imagiologia depende do problema clínico específico, da natureza dos tecidos duros ou moles a fotografar, da dose de radiação, do custo, da disponibilidade da técnica de imagiologia e da quantidade de informação de diagnóstico fornecida pela técnica.[6]

Os exames de imagem da ATM complementam o exame clínico e fornecem informações úteis sobre os componentes da articulação. Ao escolher uma técnica de imagiologia da ATM, o médico deve determinar que tipo de informação é necessária para o estudo imagiológico e se essa informação irá ou não afetar a gestão do doente.[6]

Com a melhoria do equipamento e o desenvolvimento de métodos de diagnóstico utilizados durante o tratamento de defeitos da articulação temporomandibular, espera-se um progresso na direção atual.[3]

REFERÊNCIAS

1. Alkhader M, Kuribayashi A, Ohbayashi N, Nakamura S e Kurabayashi T. Utilidade da tomografia computorizada de feixe cónico nas articulações temporomandibulares com patologia dos tecidos moles. A Journal of Dentomaxillofacial radiology2010; 39:343-348.

2. Phoebe A, A Helms, Current status of temporomandibular joint imaging for the diagnosis of internal derangements, AJR1989; 152:697-705.

3. Petr tvrdy, methods of imaging in the diagnosis of Temporomandibular joint disorders,Bio pub med fac univ palacky Olomouc Czech re pub.2007;151(1):133-136.

4. Menezes V, Almeide S, Boscolo N, Haiter- neto F, Sano GMB, Manzi F . Comparação entre a radiografia transcraniana e a ressonância magnética na avaliação da posição do côndilo mandibular. A Journal of Dentomaxillofacial radiology 2008 ;37 : 293-299

5. Crow H. Parks H. Canpbell J, Stucki D, Daggy J. A utilidade da radiografia panarómica na avaliação da articulação temporomandibular. A Journal of Dentomaxillofacial Radiology 2005;34: 91-95

6. Meles M, Secci S, Ceneviz C. Utilização da ultrassonografia para o diagnóstico de distúrbios da articulação temporomandibular: uma revisão. Am J Dent 2007 ; 20 : 73-78.

7. Peterikowski C, Diagnóstico por imagem da articulação temporomandibular.saúde oral e prática dentária2005

8. Gynther G, Tronje Gcomparison of arthoscopy and radiography in patients with temporomandibular joint symptoms and generalized arthritis A Journal of dentomaxillofacialRadiology 1998; 27:107-112.

9. Eric whaites, Essentials of dental radiography and radiology, quarta edição, 2007; 411-429.

10. Articulação temporomandibular, de Wikipedia, a enciclopédia livre

11. Okeson, Articulação temporomandibular

12.Patnaik V.V.G., Bala Sanju; Singla Rajan K. Anatomia da articulação temporomandibular? Uma revisão. J Anat. Soc. India, 2000; 49 (2) :191- 197.

13.[rd]Human Embryology, Indarveer singh, 3 edição.

14.Greenberg, Glick. Burkit's oral medicine diagnosis and treatment. [th] 11 edição.2011

15.Schmolke C., A relação entre a cápsula da articulação temporomandibular, o disco articular e os músculos da mandíbula. J Anat1994; 184(2):335-345.

16.Eric Whaites. Essentials of dental radiography and radiology, quarta edição 2007, 411-429.

17.Miljenko Marotti. Imagiologia dos distúrbios da articulação temporomandibular. Rad 507. Ciências Médicas, 34(2010):135-148

18.Anuna Laila Mathew, Amar A. Sholapurkar, e Keerthilatha M. Pai. Condylar Changes and Its Association with Age, TMD, and Dentition Status: A Cross-Sectional Study (Alterações Condilares e a sua Associação com a Idade, DTM e Estado da Dentição: Um Estudo Transversal). Revista Internacional de Medicina Dentária Volume 2011

19.IE El-Hakim*,1 e SA Metwalli1Imagem da anquilose da articulação temporomandibular. Uma nova classificação radiográfica Dentomaxillofacial Radiology (2002) 31,19 -23

20.Rafael Poveda Roda , Jose Maria Diaz Fernandez , Sergio Hernandez Bazan , Yolanda Jimenez Soriano , Maria Margaix , Gracia Sarrion . Revisão das doenças da articulação temporomandibular (ATM). Parte II: Semiologia clínica e radiológica. Processo da doença. Med Oral Patol Oral Cir Bucal. 2008 Feb1;13(2):E102-9.

21.Yan-ping Zhao, DDS,a Zu-yan Zhang, DDS, PhD,b Yun-tang Wu, DDS,cWan-Lin Zhang, DDS,d e Xu-chen Ma, DDS, PhD,e Pequim, China. Um estudo das características clínicas e radiográficas da osteoartrite da articulação temporomandibular em adolescentes e adultos jovens. Oral Surg Oral Med Oral Pathol Oral Radiol Endod 2011;111:e27-e34

22.S.Nordahl, P.Alstergren, S.Eliasson, S.Kopp. Sinais radiográficos de destruição óssea na articulação temporomandibular artrítica com referência especial aos marcadores de atividade da doença: um estudo longitudinal.Rheumatology2001;40:691- 694

23.Meng J, Guo C, Yi B, Zhao Y, Luo H, Ma X. Achados clínicos e radiológicos da condromatose sinovial que afeta a articulação temporomandibular. Oral Surg Oral Med Oral Pathol Oral Radiol Endod. 2010 Mar;109(3):441-
  a.8 .

24.Juanhong Meng, DDS, PhD,a,b Chuanbin Guo, DDS, PhD,b Biao Yi, DDS, PhD,b Yanping Zhao, DDS, PhD,a Haiyan Luo, MD,c e Xuchen Ma, DDS, PhD,a Pequim, China. Achados clínicos e radiológicos da condromatose sinovial que afecta a articulação temporomandibular. Oral Surg OralMed Oral Pathol Oral Radiol Endod 2010;109:441-448

25.Tomislav Badel,Miljenko Marotti,Sonja kraljevi Simunkovi,Jadranka keros,Josipa kern,Ivan krolo. Características radiológicas da osteoartrite da articulação temporomandibular sem deslocação do disco.Periodicum Biologorum 2009;vol.111(2):289-292

26.Serra, Gaviao. Avaliação da posição condilar através de projecções transcranianas
  a. na dentição decídua. Radiologia dento-maxilo-facial 2006; 35: 110-116=19

27.M Menezes A V, Almeida S M, scolo F N, Haiter-Neto F, Ambrosano GMB, Manzi F R. Comparação da radiografia transcraniana e da ressonância magnética na avaliação da posição do côndilo mandibular. Radiologia Dentomaxilofacial 2008; 37: 293-299 ==20

28.M. Gundappa, S. Ying e E. J. Whaites. Comparação de ultrassom digital e a radiografia convencional na diferenciação do seio maxilar. A journal of dentomaxillofacial radiology 2006; 31: 5, 326 - 333 = 26

29.[th]Bhargava: Handbook of Radiology and Imaging. 5 Ed. 2007, 261-290 =27

30.Dale A. Miles. Aplicações de modalidades de imagem digital em medicina dentária.

Clínicas Dentárias da América do Norte. Vol-24, no.2, abril-2000. =28

31. Goaz e White: Manual de Radiologia Oral. 2 [nd]Ed., 2003, 267-290. =29

32. S. C. [st]Damle : Livro de texto de Radiologia Dentária e Maxilofacial. 1 Ed.., 2006. 157-180. =32

33. Y. Hayakawa, C. Kober, M. Olonari-Yamamota. Uma abordagem para três visualização dimensional da articulação temporomandibular através de ressonância magnética de alta resolução. A journal of dentomaxillofacial radiology). 2007 ; 36 : 6, 341 - 342.=34

34. Alessandra Coutinho, Marlene Fenyo-Pereira, Launao e Cauardo Mobrega. O papel do SPECT/CT com fusão de imagens Tc-MDP no diagnóstico da disfunção temporomandibular. Oral cirurg, oral medi, oral pathol. 2006; 102: 2, 226-232. =35

35. J. B. Ludbod, L. E. Daview-Ludrow, S. L. Brooks e W. B. Howerton. Dosimetria de dispositivos 3CBCT para radiologia oral e maxilofacial: CB mercury, New Tom 3G e i-CAT. Uma revista de radiologia dentomaxilofacial 2006; 35 : 4 : 219 - 226. =36

36. J. A. Dantas, A. Montebello Filho e P.S.F. Canpos. Tomografia computadorizada para implantes dentários. A journal of dentomaxillofacial radiology). 2005 ; 34 : 1, 9 - 15=37

37. M. D. Lagravere, J. Carey, M. Ben-Zvi, G. V. Paekota e P.W. Major. Efeito da localização do objeto na medição da densidade e na conversão de honsfield numa nova tomografia computorizada de feixe cónico 3G. A journal of dentomaxillofacial radiology. 2008; 37: 6, 305 - 308. =38

38. Naptal Lunchaichana, Arne Peterson e Odont Dr. A eficácia da ressonância magnética no diagnóstico de distúrbios degenerativos e inflamatórios da articulação temporomandibular: uma literatura sistemática. Cirurgia oral, medicina oral, patologia oral: 2006; 102: 4, 521-536=39

39. T. Ohmiki, M. Fukuda, M Nagai. Avaliação da posição, mobilidade e morfologia do disco por ressonância magnética antes e depois de quatro tratamentos diferentes da ATM. Uma revista de radiologia dentomaxilofacial.

2006; 35: 2,103-109.=40

40. J. N. Brain, e G. F. Willeamson. A radiografia digital no dentista é um inquérito aos dentistas do Indiana. Um jornal de radiologia dentomaxilofacial. 2007 : 36 : 1, 10 - 29.=42

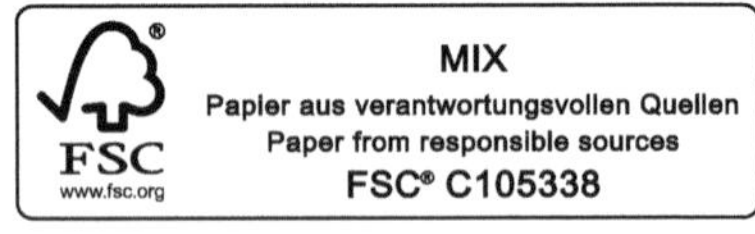

Printed by Books on Demand GmbH, Norderstedt / Germany